DE LA
FIÈVRE TYPHOÏDE
DU CHEVAL.

DE LA

FIÈVRE TYPHOÏDE DU CHEVAL

ET

DE SES RAPPORTS AVEC CELLE DE L'HOMME

SUIVIE DE L'EXPOSÉ DE QUELQUES FAITS

PAR R.-F. BAILLIF,

Vétérinaire à l'escadron du train de la Garde impériale;
Membre correspondant de la Société impériale et centrale d'Agriculture;
De la Société impériale et centrale de Médecine vétérinaire;
De la Société industrielle et agricole d'Angers,
etc., etc.

> Le tissu cellulaire est le support exclusif de la nutrition comme de l'inflammation; celle-ci, comme celle-là, ne peut naître et se développer qu'en lui.
>
> TROUSSEAU et PIDOUX.

LYON

TYPOGRAPHIE ET LITHOGRAPHIE DE J. NIGON

Rue Poulaillerie, 2.

1861

TABLE DES MATIÈRES.

Pages.

EXPOSÉ DES FAITS.

DE LA

FIÈVRE TYPHOÏDE DU CHEVAL

ET

DE SES RAPPORTS AVEC CELLE DE L'HOMME

SUIVIE DE L'EXPOSÉ DE QUELQUES FAITS.

Par M. BAILLIF,

Vétérinaire à l'escadron du train de la Garde impériale.

L'honorable citation que nous venons de recevoir de Son Excellence Monsieur le Ministre de la Guerre, au sujet de la partie principale de ce petit travail, nous fait grand plaisir, surtout en ce qu'il nous permet d'exprimer à nos honorés Maitres nos sentiments de reconnaissance et nos remercîments bien sincères pour tout ce qu'ils ont fait pour nous. Nous la prions de ne point nous abandonner encore, car notre but n'est pas atteint.

Disons-le cependant, fatigué des concours et désespérant de faire partager les principes que nous soutenons depuis si longtemps déjà, nous avions rédigé ce mémoire dans un autre but, dans l'intention de le présenter à l'Académie de Médecine; puis des circonstances particulières nous ont décidé à tenter encore une fois la fortune des concours. Nous en sommes content néanmoins, puisque nous avons réussi en partie à faire partager à quelques hommes éminents les convictions qui nous animent.

Aujourd'hui, c'est à nos confrères, typhoïdiens ou non, que nous nous adressons en leur exposant, dans ce petit travail, le résumé de nos observations journalières et nos études persévérantes sur ces questions, questions sur lesquelles, du reste, la science vétérinaire est encore très peu fixée, de l'avis même des hommes les plus compétents. — Et ce qui le prouve assurément, ce sont les longues discussions qui ont eu lieu récemment au sein de la Société centrale de Médecine vétérinaire, et les nombreux articles de journaux qui se succèdent encore tous les jours dans la presse (1). L'Académie de Belgique aussi en a si bien compris l'importance, au point de vue précisément où nous les avions traitées, qu'elle les a mises au concours en 1857 pour être jugées en 1861, et elle a décidé qu'un prix de mille francs serait accordé au meilleur mémoire qui lui serait envoyé sur cet important sujet.

---

(1) Ce mémoire était écrit bien longtemps avant ces discussions; mais comme elle n'ont point fait changer nos vues, et que des points traités par nous ne l'ont point été par les honorables membres qui y ont pris part, nous croyons utile de les livrer à la publication.

CHAPITRE PREMIER.

HISTORIQUE, DIVISION, RÉFLEXIONS SUR CETTE MALADIE.

Des recherches auxquelles nous nous sommes livré sur cette affection, il résulte qu'elle n'est pas nouvelle chez les solipèdes, bien que quelques personnes le pensent.

Elle a été observée, au contraire, un grand nombre de fois en France, en Allemagne, en Angleterre et ailleurs, sous des noms différents, suivant les idées théoriques régnantes ; mais quelles que soient les dénominations sous lesquelles on l'ait désignée, elle n'en a pas moins toujours été au fond la même.

En France, on a souvent observé cette maladie ; et si, dans ce pays, elle s'est montrée plus fréquente pendant ces dernières années, c'est que probablement ses causes ont été plus multipliées, ou qu'elle a été mieux étudiée qu'on ne l'avait fait jusqu'alors. A quelque chose malheur est bon, peut-on peut-être dire, car cette circonstance aura servi à nous éclairer, à nous fixer sur l'étiologie, la nature et le traitement d'une maladie qui jusqu'à cette époque était restée pour ainsi dire inconnue dans sa nature.

Pour notre compte, nous l'avons observée un grand nombre de fois sur les chevaux de l'armée et sur ceux des campagnes, il y a longtemps déjà. Mais nous devons dire aussi en toute sincérité qu'il nous a fallu beaucoup de temps avant d'en avoir une idée à peu près arrêtée ; ce n'est qu'après de nombreuses observations et de sérieuses études que nous avons été en quelque sorte fixé sur sa nature. Certaines idées théoriques dont nous étions imbus et qui avaient cours dans la science nous empêchèrent pendant longtemps de la voir sous son véritable jour.

C'est à ces idées plus théoriques que pratiques qu'il faut encore aujourd'hui attribuer les hésitations qui semblent exister dans les deux médecines.

En médecine humaine cependant, tout le monde s'entend pour désigner sous le nom de maladie typhoïde, fièvre typhoïde, etc., un trouble de l'organisme dont les principaux symptômes ont quelques ressemblances avec ceux du typhus, à ce point que M. Grisolle, dans son *Traité de Pathologie interne,* — ouvrage qui est un des plus répandus et des plus estimés en médecine humaine, — a rangé dans le même genre de fièvres le typhus d'Europe et la fièvre typhoïde. Et cela, parce qu'il a trouvé sans doute que ces deux maladies avaient quelques ressemblances, quelque air de famille.

En cela, il s'est trouvé d'accord, je crois, avec les plus grands médecins des deux derniers siècles, avec les Sydenham, les Cullen, les Chirac, les Stool. M. Chomel, partageant aussi cette opinion, croit à l'identité de ces deux affections (1).

---

(1) Il ne nous est pas permis, du reste, de nous prononcer sur ce point important de pathologie générale, n'ayant pas de faits par devers nous pour ou contre la contagion.

Nous pensons néanmoins qu'il peut y avoir quelque ressemblance

Il n'y a qu'en vétérinaire où l'on n'est pas d'accord sur ce point de pathologie. D'où vient cela?... C'est que, sous cette question de fièvre typhoïde, il y a tout un ordre d'idées, toute une doctrine. C'est l'essentialité des fièvres qui est mise en question, essentialité à laquelle nous croyons, malgré l'opinion contraire de beaucoup dont la voix en vétérinaire, en raison de la haute position qu'ils occupent pour la plupart dans la science, doit cependant avoir une certaine puissance.

Les nombreuses appellations de cette maladie ne viennent-elles pas, du reste, nous fournir une preuve de ce que nous avançons, c'est-à-dire du peu de certitude qu'il y a dans les esprits sur sa nature et son traitement?

En effet, si nous ouvrons les dictionnaires ou les traités de pathologie humaine ou vétérinaire, nous trouvons, à l'endroit de cette maladie, une kirielle de noms à s'y perdre, une véritable Babel.

Ainsi, en médecine humaine, MM. Petit et Serre, dans leur beau travail sur cette affection, ont appelé cette maladie entéro-mésentérite, et l'ont considérée comme une affection primitive de l'intestin et du mésentère.

M. Bretonneau, de Tours, sous le nom de dothinentérie, l'a considérée comme une maladie de tout l'organisme. Ses idées sur cette maladie se rapprochent de

---

entre ces deux affections, sans qu'il y ait identité parfaite. Assurément, il n'est pas douteux que l'une de ces deux maladies est contagieuse, et cette funeste propriété n'est pas du tout démontrée pour l'autre.

En tout cas, le praticien prudent doit-il, dans ces cas douteux, séparer ses malades; car si cette affection n'est pas contagieuse, elle peut être infectieuse, et la prudence commande les mesures que nous indiquons dans ces cas.

celles des anciens. Il ne considère pas la lésion comme primitive.

MM. Cruveilher et Forget, sous celui d'entérite folliculeuse, la regardent comme une affection primitive de l'intestin, des follicules intestinaux.

Les anciens l'ont appelée fièvre musqueuse, maligne ou grave, bilieuse; fièvre pestillentielle, fièvre putride, fièvre gastro-adynamique, etc.

Il est bon de faire observer que tous les auteurs anciens la considèrent comme une fièvre, et, d'après eux, les lésions intestinales ou autres ne seraient que secondaires.

M. Bouillaud l'a nommée entéro-mésentérite folliculeuse; il la considère comme une altération intestinale primitive.

Et enfin M. Piorry, la désignant sous le nom d'entéro-septicoémie, considère aussi, je crois, l'altération intestinale comme étant primitive.

Voilà à peu près tous les noms inventés en France par l'esprit de doctrine et de système, pour désigner une même maladie au fond, mais qui seulement se montre sous différentes formes et avec des complications ou accidents plus ou moins variés.

En vétérinaire, on a quelque tendance à vouloir suivre les mêmes errements. — C'est peut-être un mal. — Prenons donc à la médecine humaine ce qu'elle a de bon, et tâchons de lui laisser ce qu'elle a de mauvais. Gardons-nous de faire, ce qui est arrivé trop souvent, de la médecine de l'homme sous la peau du cheval.

En Allemagne, les vétérinaires donnent à cette maladie le nom d'influenza du cheval (*febris equina epi-*

zootica). Ils la considèrent comme une affection à complications, à formes très variées, à chacune desquelles il n'est guère possible de donner une détermination particulière. (Cette manière de considérer cette maladie n'est pas peut-être la plus mauvaise). Ils la classent dans les affections catarrhales; mais ils ont bien soin de faire observer qu'il ne faut pas en induire que l'altération est plus fréquente dans les organes respiratoires; car, ajoutent-ils, il est des cas où ces organes sont sains ou à peu près, tandis que les organes digestifs ou quelquefois le système nerveux présentent seuls des lésions vraiment remarquables.

La partie symptomatologique est parfaitement connue et décrite chez nos voisins d'outre-Rhin. Il n'en est pas de même de la partie thérapeutique et prophylactique, où ils ont complétement erré et sur la nature et sur le traitement.

Ils font beaucoup de polypharmacie; les idées broussaisiennes aussi dominent. On voit qu'il y a désaccord entre l'observation des faits et les idées théoriques, deux choses qui ne peuvent s'allier, malgré tous les efforts que l'on peut faire.

Les principaux auteurs qui ont écrit sur cette maladie en Allemagne, en France, en Angleterre et en Suisse même, sont :

M. Meyer, de Postdam, en 1841,

M. Spinola, de Berlin, en 1844 et 1849.

Ensuite, dans les journaux, un certain nombre d'articles ont été publiés à différentes époques sous différents noms : sous ceux, par exemple, de fièvre muqueuse, de typhus épizootique du cheval, nouvelle maladie, etc.

En Allemagne, M. Hertwing en a traité dans le *Magasin de Gurlt et Hertwig*, tome VI.

M. Korber s'en est aussi occupé dans le même ouvrage, tomes VII et XII.

M. Marheinik en a aussi parlé dans le tome XII.

M. Sticker en fait mention dans le *Rapport vétérinaire Rhenan*, en 1825 ;

M. Hering, dans le *Répertoire*, tome VII ;

M. Gobel et Hilmer, dans le journal de *Nibel et Vix*, tome VIII.

Enfin, M. Veidemeyer en a dit aussi quelque chose dans le journal de *Nibel et Vix*, tome XI.

Presque tous ces auteurs considèrent l'altération organique abdominale ou thoracique comme primitive.

En France, M. Delafond en a fait le sujet d'un mémoire en 1841, dans le *Recueil*, sous le nom d'entéro-pneumonite.

Avant lui, une des formes de cette maladie, la forme catarrhale muqueuse, la gastro-conjonctivite de 1825, a été traitée par plusieurs auteurs : Girard et M. Huzard fils en ont traité dans les *Annales d'Agriculture*.

M. Leblanc en a aussi parlé en 1825.

Rainard, de Lyon, s'en est aussi occupé en 1825.

Tous considèrent les lésions d'organe comme primitives.

M. Gillet, vétérinaire principal, en a aussi traité dans les mémoires de la Commission d'hygiène hippique.

En Angleterre, M. Persival a aussi écrit sur cette maladie dans le *The Veterinarian*, en 1842 et 1845.

MM. Spooner, Heycook, l'ont fait connaître en 1841, aux lecteurs du journal anglais le *The-Veterinarian*.

Enfin, en Suisse, M. Benggli s'en est occupé dans les *Archives suisses*, tome IX.

M. Hofer en a aussi parlé en 1848.

Enfin, presque tous les vétérinaires d'Afrique l'ont aussi observée plusieurs fois avec toutes les lésions morbides typhiques qu'on trouve chez l'homme.

On voit, par l'énumération que nous venons de faire, que cette maladie a été observée, — sous différents noms, il est vrai, — par un grand nombre d'auteurs très recommandables.

De tout ce qui précède, des observations que nous avons été à même de faire et des recherches auxquelles nous nous sommes livré, il résulte pour nous qu'en vétérinaire cette maladie s'est toujours montrée sous trois formes principales, sous trois modes de manifestation, avec des complications ou accidents qui ont varié suivant les temps, les lieux, les individus, les médications employées, etc.

Nous allons actuellement nous occuper de ces trois formes, en nous attachant autant que possible à leurs accidents les plus fréquents, aux phénomènes particuliers qui peuvent les faire distinguer.

Mais, bien que nous croyions devoir faire ces distinctions, nous recommandons cependant, comme chose essentielle, de ne pas perdre de vue que toutes ces formes se rapportent à un type commun, au type adynamique typhoïde.

La première forme est celle qu'on a appelée fièvre

muqueuse catarrhale, gastrique-érysipélateuse, gastro-conjonctivite, etc. (1).

La deuxième est la forme thoracique; elle peut être plus ou moins grave. Elle est connue encore sous les noms de pleuro-pneumonie typhoïde, ou encore compliquée d'altération du sang. C'est la forme rhumatismale des Allemands.

La troisième forme est celle abdominale; elle est la plus rare sur les chevaux de remonte. Elle a quelquefois été confondue avec la gastro-entérite franche, et décrite sous le nom de gastro-entéro-hépato-pneumonie. C'est la forme gastrique-rhumatismale des Allemands.

Avant l'exposé des trois formes de cette maladie, qu'on veuille bien me permettre une observation. C'est que je ne vois rien de diathésique dans cet état pathologique, et je ne conçois guère quels rapports on peut établir entre cette maladie et celle qu'on est convenu d'appeler de ce nom en médecine humaine (2). On a

---

(1) On nous dira peut-être que nous confondons la fièvre muqueuse avec la fièvre typhoïde. Non, certes! mais il faut bien cependant remonter jusque-là si on veut faire l'histoire fidèle de cette maladie, puisque ces deux affections se confondent souvent dans la pratique, lorsqu'elles règnent à l'état épizootique surtout.

Nous voyons aussi avec peine confondre quelquefois la fièvre muqueuse et la fièvre typhoïde avec différents états anémiques particuliers, mais qui ne sont pas ces maladies. N'existe-t-il pas non plus quelques grandes familles de maladies chez nos animaux?... Il se peut; et elles ne sont pas peut-être très nombreuses...

(2) On voit donc que nous avions raison lorsque nous disions quelque part que les mots ont une grande importance, et que si les hommes supérieurs, si les institutistes ne s'entendent pas sur leur valeur propre, il doit en résulter naturellement une très grande confusion dans les choses qu'ils représentent.

voulu aussi faire de la gourme une maladie diathésique. C'est une erreur.

Nous avons été surpris assurément de voir notre estimable ami, M. Sanson, dont nous connaissons le savoir et la profonde érudition, dont l'esprit observateur et le talent pratique sont connus de tous les vétérinaires, nous avons été surpris, disons-nous, de lui voir commettre cette erreur..... dans ce qu'il a appelé sa diathèse thyphoïde.

CHAPITRE II.

FORMES DE LA MALADIE.

PREMIÈRE FORME. — Forme muqueuse, catarrhale, gastro-conjonctivite, etc.

Observations préliminaires. — Cette première forme est la plus commune et la moins grave. Elle n'est guère, en effet, mortelle que lorsqu'elle se complique d'une des formes suivantes. Elle a la plus grande analogie avec les affections catarrhales ordinaires qu'on observe au printemps et à l'automne dans les temps pluvieux.

La connaissance des causes qui ont donné lieu à l'affection, l'état du sujet, les antécédents, la constitution médicale régnante, etc., sont d'une grande utilité au praticien dans ces cas pour lui permettre d'établir son pronostic et assurer son traitement.

Dans un grand nombre de cas, la muqueuse digestive n'est pas sensiblement affectée ; il n'y a que les bronches, la trachée et les muqueuses de la tête qui soient prises. Si on observe des troubles du côté du ventre, c'est que la forme catarrhale dont nous nous occupons est compliquée de la forme abdominale, circonstance constituant un de ces cas mixtes qu'on observe quelquefois, et qui toujours alors offrent plus ou moins de gravité.

Ce qui fait surtout qu'elle prend cet état, ce sont le manque de soins convenables, un traitement intempestif, l'usage des saignées, et le régime diététique, qui viennent alors en aide à la maladie, et font qu'elle prend un caractère que des soins plus appropriés auraient bien certainement tenu constamment éloigné.

Il peut se faire aussi cependant qu'elle se complique par suite d'une prédisposition due soit à la constitution médicale ou atmosphérique, soit à une autre cause qu'il n'est pas toujours donné au médecin de découvrir.

Symptômes. — On observe, au début de cette affection, un léger mouvement fébrile, un peu de tristesse et d'abattement; à l'écurie, les malades se tiennent au bout de la longe, ou restent le nez dans l'auge, comme endormis et indifférents à tout ce qui se passe autour d'eux; ils mangent encore, mais lentement; la station est pénible; à chaque instant, les animaux déplacent les membres qui leur servent d'appui; le poil est terne, piqué; le rein est raide ainsi que tout le corps; *la marche est traînée, lente, légèrement chancelante.* Ce symptôme augmente d'une manière sensible si la maladie s'aggrave; il faut exciter les malades pour leur faire faire un pas, et, si on les oblige à avancer, il arrive fréquemment qu'ils font entendre un peu de toux. Le tour des yeux et les conjonctives sont plus ou moins infiltrés; celles-ci sont pâles ou rougeâtres, ou jaunâtres, quelquefois pétéchiées. L'artère est le plus souvent molle; le pouls est faible et lent. Bien souvent enfin la respiration est gênée et un peu plus accélérée que dans l'état normal.

Cet état persiste deux ou trois jours, puis l'affection

se localise sur tel ou tel point (bronches, muqueuse de l'arrière-bouche, pituitaire, conjonctive, etc.), et alors, aux symptômes que nous venons d'énumérer, viennent s'ajouter ceux qui appartiennent à ces diverses affections. Souvent alors, en effet, on peut remarquer une sensibilité plus ou moins grande de la gorge, de la difficulté dans l'action de respirer et de déglutir, un engorgement des ganglions de l'auge, une inflammation et une infiltration des conjonctives, un trouble plus ou moins sensible des humeurs de l'œil, des œdèmes sous le ventre et la poitrine, etc., etc.

Dans les cas ordinaires, si l'épizootie n'est pas maligne, cet état n'a rien d'inquiétant, et peut être facilement combattu par les moyens les plus simples ; tandis qu'au contraire, dans certaines circonstances dépendantes d'une constitution médicale particulière, il est nécessaire d'agir vigoureusement, si l'on veut empêcher l'affection de se localiser sur un des organes essentiels à la vie, sur les poumons, par exemple, ou bien sur le tube digestif.

Marche, terminaison. — La marche de cette affection, quoique lente, est le plus ordinairement assez régulière ; sa durée moyenne est de 18 à 20 jours.

Cette maladie peut se prolonger beaucoup plus, au contraire, si elle est entravée, c'est-à-dire traitée peu convenablement, si elle est contrariée dans sa marche par des moyens hygiéniques mal entendus, une médication peu appropriée, auquel cas non-seulement l'animal languit plus ou moins longtemps, mais encore est exposé à des récidives qui souvent n'en finissent plus.

La terminaison la plus ordinaire de cette affection est la guérison ; il est rare que des accidents graves en soient la suite. Ces derniers ne se remarquent guère, en effet, que lorsque la maladie prend un tout autre caractère et se présente sous une des formes thoracique et abdominale, formes à la description desquelles nous allons actuellement passer.

DEUXIÈME FORME. — Forme thoracique, encore appelée Pleuro-pneumonie typhoïde, ou encore compliquée d'altération du sang.

Observation sur cette forme de la maladie. — Cette deuxième forme peut être grave ou très grave, selon que l'altération du sang est plus ou moins grande, ou que les lésions des organes contenus dans la poitrine sont plus ou moins profondes, plus ou moins étendues.

Dans ce cas, il y a deux causes puissantes qui poussent à l'état typhoïde : c'est l'état du sang, par suite des causes que nous avons signalées plus haut, et les troubles qui résultent des lésions des organes de la respiration... lésions déterminant des dérangements tels, dans cet appareil, que le sang, n'étant plus hématosé convenablement, ne tarde pas à présenter les altérations qui constituent l'affection dont il est question.

Symptômes. — Ce qu'il y a de trompeur dans cette maladie, c'est que l'appétit se conserve au début.

La toux, l'état des conjonctives et l'accélération de la respiration sont seulement les premiers signes sensibles de l'altération de la santé. Puis le malaise augmente, et avec lui les autres symptômes de la maladie.

Ces derniers sont l'abattement, la face crispée, l'œil

fixe, hagard, — dans la forme abdominale l'œil est surtout morne et éteint ; — les conjonctives sont rouges-jaunes, infiltrées, pétéchiées, avec dilatation plus ou moins sensible des ailes du nez ; il y a de l'oppression dans la respiration, de la raideur dans tout le corps, et surtout une faiblesse remarquable du train de derrière.

Cette faiblesse extrême du *train de derrière*, l'état des conjonctives, c'est-à-dire leur infiltration jaunâtre et les pétéchies dont elles sont recouvertes, sont pathognomoniques de cette affection.

Ce qui frappe encore l'observateur, c'est l'inquiétude du malade, l'accélération de la respiration, et parfois son irrégularité ; elle est entrecoupée comme dans la pousse. Il est alors facile de constater, par l'auscultation, l'absence du murmure respiratoire, d'un ou des deux côtés, et le bruit supplémentaire en haut, à droite comme à gauche.

L'artère est molle, le pouls est lent et faible ; la bouche est sèche et pâteuse, et fortement odorante ; il y a souvent jetage jaune-safrané par les deux naseaux ; les crotins sont petits, durs, rares et souvent couverts de fausses membranes, leur odeur est aussi parfois très infecte.

Dans les cas graves, on compte de vingt-cinq à trente mouvements respiratoires à la minute ; tandis que dans ceux qui sont très graves on en compte cinquante à soixante. Cet état de la respiration est très important à consulter ; il est un de ceux surtout qui indiquent au praticien le degré de gravité de la maladie.

Plus la maladie est ancienne, plus les symptômes que nous venons d'exposer s'aggravent, plus le sang s'altère, plus les désordres pathologiques augmentent, plus les forces de la vie s'épuisent. La chaleur s'en va, et la mort en est nécessairement la suite.

A une modification légère d'abord du sang, succède donc une altération plus grande de ce liquide, altération due alors aux lésions qui existent dans l'organe pulmonaire, lesquelles entraînent bientôt, et cela naturellement, le dérangement le plus grand de l'organisme et enfin la mort.

Ces deux premières formes que nous venons d'exposer peuvent se présenter aux vétérinaires dans deux cas : ou lorsque les malades entrent à l'infirmerie, ou bien deux ou trois jours seulement après qu'ils y sont entrés.

Dans ce dernier cas, c'est souvent le simple état catarrhal qui se complique, par suite des causes que nous avons énoncées plus haut, et qui, favorisant une altération plus ou moins grande du sang, ne tarde pas, si on n'y prend garde, à déterminer la localisation de la maladie dans la poitrine, ce que le praticien doit surtout s'attacher à éviter.

Marche. Terminaison.— La marche de cette forme de la maladie est assez rapide, si on ne réussit pas au début à empêcher l'affection de se fixer dans les viscères pectoraux, et, dans ce cas, les lésions matérielles entrainent bientôt la mort, soit par suite de la splénification du tissu pulmonaire, soit par suite d'épanchement pleurétique, suivant que ce sont les poumons ou les plèvres qui sont les plus affectés. Il arrive même quelquefois que ces deux sortes de lésions se rencontrent sur le même sujet. Souvent alors, la mort a lieu du huitième au dixième jour de la maladie, ou bien l'affection se termine par la guérison, et la convalescence est plus ou moins longue ; elle est de quinze ou vingt jours et plus. Parfois les sujets ne s'en relèvent pas bien, ils restent valétudinaires, et la morve ou le farcin viennent mettre fin à un état de souffrance que rien ne pouvait faire disparaître.

Complications. — On observe très souvent, dans cette forme, une certaine complication du côté du ventre ; c'est ce qui forme les cas qu'on pourrait appeler mixtes.

Aux troubles de l'appareil respiratoire, il faut joindre les signes de légères coliques, la tension du ventre, les excréments coiffés, la pesanteur de la tête, etc.

Les autres complications les plus graves et les plus fréquentes sont la fourbure, l'arthrite et la paralysie du train de derrière. Elles s'annoncent avec les symptômes propres à ces maladies.

Les œdèmes et les conjonctivites se montrent aussi avec leurs caractères particuliers.

Il est bon aussi de faire observer que l'accélération de la respiration, des mouvements du flanc, ne sont pas toujours l'indice de lésions matérielles profondes dans la poitrine.

J'ai vu souvent des malades dans un état anxieux particulier, avec la respiration très agitée, l'œil fixe, hagard, les naseaux spasmodiquement dilatés, le *facies* grippé, etc., sans que pour cela les lésions pectorales fussent grandes. J'ai surtout remarqué ces états de surrexcitation nerveuse sur les malades qu'on avait saignés ou qu'on tenait à un régime diététique plus ou moins sévère.

TROISIÈME FORME.— **Forme abdominale, encore appelée Gastro-entéro-pneumo hépatite, et confondue quelquefois avec la Gastro-entérite franche.**

Cette troisième forme est la plus grave : elle est aussi

la plus rare. Elle a quelquefois été confondue avec la gastro-entérite franche. C'est surtout dans cette forme que la maladie que nous étudions se rapproche de la fièvre typhoïde de l'homme.

La scène principale des désordres pathologiques se passe sur la muqueuse gastro-intestinale et les annexes glanduleux du tube digestif.

Elle se présente aussi (comme cas mixtes) avec des complications du côté de la poitrine.

Symptômes. — Dans cette forme, les symptômes typhiques sont plus sensibles, mieux accusés que dans les autres.

Chez elle, les principaux symptômes sont, indépendamment de ceux généraux de la deuxième forme, quelques signes de légères coliques, une tension plus grande du ventre, un flanc cordé, une expiration brève, entrecoupée comme dans la pousse, un abattement extrême; la tête est lourde, pesante, tombant jusqu'à terre; quand on veut l'explorer, on a grand'peine à la relever; les yeux sont couverts, cyanosés; la conjonctive est souvent infiltrée, pétéchiée et d'un rouge jaunâtre plus ou moins foncé; les excréments sont coiffés, presque toujours recouverts de paquets fibrino-albumineux. Dans certains cas très graves, les malades piétinent sans cesse, ou par intervalles, et cherchent à se coucher; s'ils le font, ils restent peu de temps dans cette position. D'autres fois, ils se tiennent presque immobiles, ou bien ils piétinent des pieds de derrière en agitant plus ou moins la queue. Le pouls est faible et vite, ou bien filant, fornicant; l'artère est molle. Les oreilles et les extrémités sont froides ou alternativement froides et chaudes. La chaleur générale a baissé peu à peu, ou il y a des alternatives de chaud et de froid, de légers mouvements fébriles.

La faiblesse des animaux est extrême; ils peuvent à peine se tenir debout, chancellent et tombent sur les genoux, si on veut leur faire faire quelques pas. Debout, ils tiennent les membres écartés pour se mieux soutenir, et c'est avec peine qu'on les fait se déplacer.

Il est des cas où les deux formes thoracique et abdominale se confondent en quelque sorte. Il s'ensuit que les symptômes de la maladie sont confondus, et que souvent il n'est pas facile de voir laquelle des deux maladies est la plus forte, de la pneumonie ou de l'entérite.

Marche. Terminaison. — La marche de cette affection est généralement rapide dans les cas graves, elle dure un ou deux jours et quelquefois moins. Dans les cas même intenses, elle peut se prolonger sept, huit et neuf jours, et la mort en être la suite; ou bien elle se termine par la guérison, comme nous avons eu l'occasion de le voir plusieurs fois.

La convalescence est généralement longue. Pendant ce temps, le régime doit être surveillé avec la plus grande attention. Ces soins minutieux doivent être continués pendant vingt ou trente jours, et quelquefois plus, si la maladie a été grave. Si l'hygiène n'est pas soigneusement observée, l'état valétudinaire se prolonge indéfiniment, et souvent alors la morve ou le farcin viennent compliquer, terminer cette terrible maladie.

CHAPITRE III.

ANATOMIE PATHOLOGIQUE.

La première forme des affections que nous étudions, entraînant rarement la mort des animaux, et cette terminaison n'ayant lieu que par suite du développement d'une des autres formes, nous croyons qu'il nous suffira de rapporter ici les lésions qui appartiennent à ces deux dernières. Ayant observé la forme thoracique plus fréquemment que la forme abdominale, nous commencerons par décrire avec quelques détails les altérations cadavériques que nous avons rencontrées à l'autopsie des animaux morts de cette maladie, en passant successivement en revue :

1° L'appareil musculaire ;

2° L'appareil articulaire ;

3° Les altérations de la cavité pectorale (appareil respiratoire et circulatoire) ;

4° Le système nerveux ;

5° L'appareil digestif.

Altérations de la forme thoracique.

Observations préliminaires. — Le poumon, les plèvres et le centre de la circulation sont les organes principaux lésés dans cette forme de la maladie. Ici les altérations abdominales sont à peu près nulles, ou bien l'affection a été plus ou moins compliquée. Nous ne ferons donc connaitre ces lésions que dans un des articles suivants.

Dans la grande majorité des cas, le poumon et les plèvres gauches sont surtout les organes qui se trouvent être le siége des principaux désordres.

Négligeant ici de parler des lésions des appareils musculaire et articulaire, que nous décrirons à l'occasion de la forme abdominale, nous passerons de suite à la description des altérations rencontrées dans les organes de la respiration.

A. *Appareil respiratoire.* — Les cavités nasales, les sinus, le larynx et la trachée ne présentent rien de bien remarquable, si ce n'est une teinte d'un jaune pâle, un peu d'infiltration et quelques sugillations qu'on trouve parfois disséminées çà et là sur la muqueuse qui tapisse ces cavités.

Les bronches et leurs ramifications sont le plus souvent (dans les cas de pneumonie surtout) remplies d'une écume spumeuse, sanguinolente dans quelques cas. La muqueuse qui les tapisse est toujours épaissie, rougeâtre ou plombée, ou encore d'une couleur noirâtre. Cette coloration est surtout remarquable sur la membrane appartenant aux divisions du lobe correspondant au côté sur lequel l'animal est mort.

Poumons. — Les poumons présentent plusieurs modifications sensibles dans leur aspect physique. Au lieu d'être rosés, ils sont toujours colorés en rouge plus ou moins foncé. L'aspect extérieur n'est point ordinairement celui qu'on trouve dans les pneunomies franches.

Ainsi, ils ne portent que très rarement ce tacheté noir, rosé ou grisâtre qu'on observe dans ces derniers cas. On ne trouve presque pas non plus ces abcès lobulaires, ces foyers purulents, liquides ou concrets, qui sont si fréquemment observés dans les cas de véritables inflammations. La lésion la plus commune, enfin, est une splénification et non une hépatisation.

Dans ces cas, les parties malades sont souvent plus colorées que dans l'état normal. Cette coloration va quelquefois jusqu'au noir foncé ; elle ne s'efface point à l'air. Leur pesanteur spécifique est plus grande que celle de l'eau. Si on les presse entre les doigts, elles offrent une résistance uniforme, sans bosselures, comme dans les pneumonies franches. On ne sent pas non plus cette résistance molle, élastique du poumon sain ; c'est, au contraire, une résistance qui ne fait pas ressort, et qui vient d'un tissu dans lequel les doigts n'entrent pas aussi franchement que dans les tissus hépatisés.

Ces altérations pulmonaires se montrent presque toujours dans les parties les plus déclives du poumon, et cela dans une étendue plus ou moins grande, plus ou moins irrégulière.

Cet état pathologique envahit parfois un quart, un tiers ou la moitié d'un ou des deux poumons. Quand ces deux organes sont malades, l'altération est généralement, dans chacun d'eux, moins étendue.

Les différences que nous venons de signaler sont surtout sensibles si on incise le poumon ; les parties malades présentent une tranche uniforme, rouge-foncé, le plus souvent sans granulations ni dépôts. On distingue à peine les canaux bronchiques et les veines pulmonaires.

de la substance du poumon. Ces canaux et ces veines sont entièrement perdus dans l'altération, imprégnés qu'ils sont par un sang rouge plus ou moins foncé. Si on presse entre les doigts ces parties malades, on en extrait un liquide rouge terne, épais, qui entraîne avec lui quelques parcelles de substance pulmonaire. Parfois cependant, les coupes noires qu'on observe se trouvent séparées par des sillons jaunâtres. Ces phénomènes sont dus : le premier à l'épanchement du sang presque en nature dans le tissu musculaire ; le second à l'infiltration du tissu cellulaire interlobulaire.

Cet engorgement, nous le répétons, se remarque dans tout le tissu pulmonaire, ou seulement dans une partie de ce tissu. La teinte est d'un rouge jaune particulier. On y peut reconnaître l'existence des vésicules pulmonaires.

Il est bien entendu que le poumon sur lequel le malade est mort est surtout dans un état de congestion particulier, dû à une hypérémie par hypostase.

Dans quelques cas exceptionnels, on a, dit-on, trouvé la texture du poumon assez semblable à celle du foie. Le tissu malade s'écrase alors avec facilité sous les doigts. On a observé aussi de petits dépôts, des points ramollis, présentant un détritus brun, grisâtre, uni à un liquide épais, lie de vin, verdâtre ou grisâtre, répandant une odeur infecte ; enfin toutes les altérations d'une gangrène parfaitement caractérisée.

Ces abcès sont ordinairement renfermés dans des cavités anfractueuses et à parois irrégulières.

Les grosses divisions des veines pulmonaires appartenant aux parties encore perméables à l'air sont engorgées, obstruées par des caillots jaunes, marbrés de rouge ou de noir plus ou moins foncé. Les canaux bronchiques sont eux-mêmes plus ou moins rouges.

Dans les autopsies où la maladie a surtout revêtu les caractères de la pleurite ou de la pleuro-pneunomie, on rencontre, dans la cavité pectorale, dans l'une ou dans l'autre des deux plèvres, une quantité plus ou moins grande de liquide qui s'échappe parfois en abondance, lorsqu'on enlève les côtes pour explorer cette cavité.

Il m'est arrivé de trouver trente ou quarante litres de liquide dans la poitrine. Quelquefois, dans ces cas, il nous a été possible de voir les deux poumons, exempts de stase sanguine, se faire remarquer par leur pâleur et leur décoloration. Souvent alors le liquide épanché est plus ou moins trouble, jaunâtre, ou d'un blanc sale.

Il se rencontre rarement en suspension dans son intérieur des dépôts fibrino-albumineux, et des fausses-membranes, si communes, au contraire, dans les cas de pleurites franches. Cette observation n'est pas sans valeur ; elle nous indique que cette maladie est de toute autre nature que celles qui ont été décrites jusqu'à cette époque sous les noms de pleurite, pneunomie, etc. On ne trouve pas non plus dans ces produits speudo-membraneux qui recouvrent parfois les plèvres costales et médiastines dans les inflammations franches. Pourtant, nous en avons observé quelquefois, bien que cependant les affections aient présenté le caractère typhoïde. Donc il n'est pas exact, je crois, de dire qu'il n'en existe jamais.

Dans les cas dont nous nous occupons, c'est-à-dire lorsqu'il y a épanchement, l'altération des plèvres se traduit par une injection plus ou moins vive, des ecchymoses, des arborisations, ou une teinte générale rouge. La plèvre qui se trouve du côté où l'animal est mort est colorée en rouge plus ou moins foncé par une véritable imbibition cadavérique. Les parties des régions costale, diaphragmatique ou médiastine des plèvres, correspondantes à des portions de poumon splénifié, sont aussi injectées et colorées en rouge. Outre cela, on trouve encore, sur plusieurs points de ces mêmes plèvres, les capillaires sous-pleurétiques injectés dans une étendue variable.

Dans les cas de pleuro-pneumomie, les lésions du poumon ressemblent à celles que nous avons fait connaître ; nous n'y reviendrons donc pas.

B. *Appareil circulatoire*. — L'appareil circulatoire est toujours le siége d'altérations particulières dans les deux formes de la maladie ; cependant elles sont souvent plus sensibles dans les cas dont il s'agit.

Le péricarde alors est toujours pâle, blafard, infiltré, et il y a constamment un peu d'épanchement dans son sac. Ces caractères sont beaucoup plus sensibles dans les cas où l'épanchement existe aussi dans les sacs pleuraux. Dans ces circonstances, en effet, l'enveloppe péricardine contient toujours, dans sa cavité, une quantité variable de sérosité trouble et plus ou moins considérable.

La substance du cœur est surtout le siége d'altérations remarquables. Cet organe est pâle, très ramolli, comme lavé ; son tissu s'écrase facilement entre les doigts.

On remarque presque toujours aussi, et surtout sur la substance des oreillettes, des vergettures ou suggillations.

Dans les cas de broncho-pneumonie ou de pneumonie sans épanchement, le cœur est moins pâle, toujours ramolli, comme meurtri et marbré. On trouve aussi alors très souvent, dans les ventricules et les oreillettes, des ecchymoses plus ou moins fortes et plus ou moins nombreuses. Parfois aussi, mais plus rarement, les membranes séreuses qui tapissent le cœur, les oreillettes et les gros troncs artériels et veineux sont colorées en rouge plus ou moins foncé, ou en noir.

Le sang que contient le cœur est toujours mou, diffluent. Celui du ventricule gauche est en petite quantité, sous forme de caillot allongé, mi-coagulé, d'un gris jaunâtre, tacheté de noir; celui du ventricule droit est très noir, caillebotté, liquéfié, ressemblant à du raisiné.

Le sang des gros troncs artériels et veineux présente la même couleur et la même consistance que celui des ventricules d'où il provient.

C. *Appareil nerveux.*—L'appareil nerveux ganglionnaire ne nous a, en général, rien offert de bien sensible à noter, si ce n'est qu'il participe à l'état de ramollissement et d'infiltration générale qu'on trouve dans tous les tissus.

Nous n'avons pu que rarement explorer les centres nerveux cérébro-spinal et rachidien ; mais, dans les quelques autopsies que nous avons faites, nous avons presque toujours trouvé les veines cérébrales de la base du crâne plus ou moins injectées d'un sang très noir. Nous avons toujours cru remarquer aussi un certain ramollissement de la substance du cerveau, et un peu d'épanchement dans ses ventricules.

Ayant aussi exploré quelquefois la gaîne rachidienne

et les enveloppes de la moelle épinière, il nous fut facile de voir que presque toujours il y existait un peu d'épanchement, et que, assez souvent, la région lombaire se faisait remarquer par un léger état congestionnaire des principales veines et des vaisseaux capillaires sous-séreux. Presque toujours aussi nous avons trouvé des taches ecchymotiques sur la séreuse de la gaîne rachidienne.

Il nous resterait à faire connaître les lésions trouvées à l'ouverture de la cavité abdominale; mais, comme nous allons avoir occasion d'en parler tout à l'heure, en traitant de la forme la plus grave, nous nous contenterons ici d'indiquer les organes dans lesquels se rencontrent le plus ordinairement ces altérations, renvoyant au chapitre suivant pour les détails et les descriptions.

Les organes le plus ordinairement trouvés malades sont le foie et le système veineux abdominal, les reins et la muqueuse gastro-intestinale, cette dernière étant surtout altérée dans sa partie cœcale.

Il va sans dire que ces altérations sont plus ou moins fortes, suivant que les accidents abdominaux ont été plus ou moins sensibles pendant la maladie.

Nous devons aussi faire remarquer que les lésions trouvées dans les organes de la cavité abdominale ne sont pas toujours les mêmes sous le rapport de leur gravité, et que si quelques viscères, tels que le foie, les reins, la muqueuse intestinale, portent presque constamment les traces de quelques altérations, il est aussi de ces organes sur lesquels quelquefois les effets de la maladie se font à peine sentir.

Lésions de la forme abdominale.

Les altérations trouvées quelques heures après la mort des animaux qui ont succombé sous les coups de cette maladie varient naturellement suivant l'intensité de l'affection.

Il est des lésions qui se présentent si fréquemment à l'autopsie des animaux morts après avoir présenté tous les symptômes de la forme abdominale, qu'elles peuvent, nous dirons même qu'elles doivent être considérées comme constantes. De ce nombre se trouvent les altérations de tous les tissus de l'économie, celles trouvées dans le foie, les reins, le cœur, les poumons et la muqueuse gastro-intestinale.

Dans la forme abdominale, les lésions sont surtout profondes dans les organes contenus dans cette cavité, tandis que, dans la forme thoracique, ce sont les organes de la respiration et ceux de la circulation qui sont le siége des principaux désordres.

Il est cependant, dans cette maladie à double ou triple face, des caractères mixtes où les altérations sont sensibles dans les trois grands appareils, respiratoire, circulatoire et digestif. Il ne peut en être autrement, du reste, si on veut bien se reporter à l'exposé que nous faisons des causes, des symptômes et de la nature de cette maladie.

Dans la description que nous allons faire des lésions, nous passerons sous silence les quelques excoriations qu'on trouve parfois à l'extérieur du corps, pour nous occuper de suite, la peau étant enlevée, des altérations des systèmes musculaire et synovial, lesquelles sont communes aux deux principales formes de la maladie ; puis nous continuerons par indiquer les altérations des autres appareils organiques.

D. *Appareil musculaire.* — Les chairs sont généralement ramollies, rougeâtres, tirant sur le jaune. La graisse est molle, jaune et infiltrée.

Le tissu cellulaire sous-cutané, celui des ars et des aînes surtout, est aussi infiltré ou rougeâtre ; quelquefois même il reflète une teinte verdâtre, teinte qui s'observe surtout si l'autopsie n'a pas été faite dans les premières heures qui ont suivi la mort, si la température est élevée, si certaines conditions atmosphériques ont favorisé la décomposition cadavérique, décomposition d'autant plus prompte que, dans ce genre d'affection, les tissus ont une très grande tendance à la putréfaction,

Lorsqu'on enlève les membres, les gros troncs artériels et veineux laissent couler un sang noir, sirupeux, caillebotté, diffluent.

Quand l'autopsie n'a pas été faite immédiatement après la mort, il est encore facile de remarquer que dans tous les tissus, se sont développés des gaz qui quelquefois se trouvent en assez grande abondance, par suite de la décomposition, on ne peut plus facile, de ces mêmes tissus.

Le sang, examiné avec attention, laisse voir à sa surface comme des gouttelettes graisseuses, d'autant plus nombreuses que le sang a appartenu à un animal gravement atteint, à un cheval chez lequel la maladie a présenté quelques caractères des affections charbonneuses.

Les séreuses articulaires sont rouges-jaunâtres, légèrement épaissies ; la synovie est toujours plus trouble que dans l'état ordinaire, quelquefois même sanguinolente. Les ligaments articulaires participent à cet état général de coloration et de ramollissement.

E. *Appareil digestif.* — La bouche, le pharynx et l'œsophage ne présentent rien de bien remarquable. Quelques vétérinaires pourtant disent avoir trouvé des ulcérations sur la membrane buccale, surtout sur la portion de cette muqueuse qui recouvre la pointe et les bords de la langue ; d'après quelques auteurs encore, la langue, dans quelques cas, serait recouverte d'un enduit plus ou moins épais et brunâtre. Si nous nous en rapportons à ce que nous avons pu voir, ces cas sont rares. Le plus ordinairement, l'examen de la cavité buccale ne donne lieu à aucune observation.

Il n'en est pas de même de la muqueuse gastro-intestinale. Là, en effet, les lésions sont profondes, surtout dans les formes graves.

Dans ces cas et dans ceux mixtes, la masse intestinale, mise à découvert, laisse voir çà et là sur les intestins, l'épiploon et le mésentère, des taches ecchymotiques, des sugillations plus ou moins étendues, variant en diamètre de trois à quatre ou cinq centimètres et plus.

Ces taches ont différentes formes ; elles sont rondes ou elliptiques.

Estomac et intestin grêle. — L'estomac est le plus souvent vide ; quelquefois cependant il contient quelque peu d'aliments liquides. Le plus souvent le sac gauche n'offre rien d'extraordinaire, tandis que la muqueuse du sac droit, grisâtre, blafarde, présente souvent un nombre plus ou moins grand de petites taches noires ou rouges, de véritables vergetures ou ecchymoses d'un diamètre variable. Quelquefois encore, cette muqueuse est sensiblement épaissie, et cet épaississement se remarque surtout à l'orifice pylorique. Là, bien souvent elle est criblée de nombreux petits ulcères pâles, blafards, à bords lisses, plus ou moins profonds, sans auréole rougeâtre, et variant en étendue d'un à deux centimètres ou plus.

L'intestin grêle est presque constamment trouvé contenant dans son intérieur une quantité plus ou moins grande de matière glaireuse, grisâtre ou d'un blanc sale; sa muqueuse est aussi plus ou moins épaissie, ramollie, blafarde ou d'un rouge violacé, parsemée de petites taches, ou mieux d'un petit piqueté noir-violet, plus ou moins étendu.

On remarque aussi parfois une forte injection par plaques. Cette altération s'observe le plus souvent aux endroits correspondants aux taches ecchymotiques que nous avons signalées à l'extérieur. Ces plaques, qui existent surtout à la grande courbure de l'intestin, sont le plus souvent autant de glandes de Peyer hypertrophiées et faisant très visiblement saillie à la surface interne de l'intestin. Nous n'avons jamais trouvé ces follicules véritablement ulcérés; mais, en revanche, ils se sont souvent présentés à nous ramollis à tel point que, sous la moindre pression des doigts, la muqueuse qui les recouvrait se détruisait avec la plus grande facilité.

S'il ne nous a pas été permis de constater l'ulcération des glandes de Peyer, nous avons pu du moins noter très souvent des ulcérations sur d'autres points de la muqueuse de l'intestin grêle, ulcérations qui nous ont toujours semblé être le résultat de la chute d'une espèce de bourbillon que fréquemment nous avons trouvé en place et plus ou moins adhérent au fond de l'altération, ayant alors la plus grande ressemblance avec un furoncle.

Ces ulcérations sont plus ou moins profondes, à fond jaunâtre ou jaune-rougeâtre, à bords plus ou moins saillants et d'un rouge plus ou moins vif. Bien que n'intéressant souvent que la muqueuse, elles ne sont pas moins quelquefois aussi situées beaucoup plus profondément. C'est ainsi que, dans certains cas, nous les avons trouvées reposant pour ainsi dire, par suite de la destruction plus ou moins complète de la tunique muqueuse, sur la membrane séreuse.

Dans quelques cas, ces lésions manquent ; la muqueuse est seulement grisâtre, violacée, plombée dans toute ou partie de son étendue.

Dans les maladies de longue durée, ce même intestin est quelquefois rétréci et ramolli au point qu'on ne peut le couper qu'avec la plus grande difficulté ; il cède sous le scalpel et semble dans un état de décomposition commençante. Cet état est surtout sensible si l'autopsie n'a pas été faite immédiatement après la mort, et si la température est élevée, chaude et humide.

Dans les cas ordinaires, c'est-à-dire peu graves et à marche moins rapide, cet intestin a son diamètre ordinaire et sa consistance à peu près normale. Nous disons à peu près, parce qu'il n'est pas rare de la trouver moins forte que dans l'état normal.

Cæcum. — Dans toutes les formes de la maladie, cet important viscère est le siége de lésions remarquables ; il est toujours plus ou moins altéré, gonflé par des gaz, et renfermant quelques liquides avec des parcelles d'aliments. Sa muqueuse présente des lésions à peu près semblables à celles qui existent dans les premières portions de l'intestin grêle. Elles varient aussi en nombre et en profondeur, suivant l'intensité de la maladie. C'est surtout la muqueuse de cette portion du tube intestinal qui se montre avec une teinte rouge plus ou moins fortement foncée. Son injection est ordinairement vive et grande ; il y a perte de cohésion de son tissu. Elle présente surtout une surface irrégulière, c'est-à-dire de légères saillies à côté de petits enfoncements, lesquels, un peu moins colorés, ressemblent à des érosions superficielles, au-dessous desquelles existent de l'infiltration et assez fréquemment de larges ecchymoses. C'est surtout vers la pointe du cœcum que ces altérations sont sensibles. Enfin, au milieu de ces solutions de continuité, il n'est pas rare non plus de rencontrer des boutons de la grosseur d'un fort pois, et des ulcérations absolument semblables à celles que nous avons décrites plus haut.

Colon. — Le colon est le plus souvent à moitié rempli d'une certaine quantité de matières excrémentitielles, quelquefois de consistance molle ou liquide, d'autres fois, au contraire, très dures ; sa muqueuse est aussi plus ou moins épaissie, grisâtre, plombée ou d'un noir plus ou moins foncé : cette coloration s'observe dans toute l'étendue du gros intestin ou dans quelques unes seulement de ses portions, dans ses parties les plus déclives, par exemple.

Souvent, très souvent même, on rencontre aussi çà et là, sur la muqueuse de cette division intestinale, des portions ulcérées, en tout semblables à celles que nous venons de faire connaître. Quelquefois ces lésions sont d'une plus forte dimension : on en a trouvé, en effet, qui avaient un diamètre égal à celui d'une pièce de deux francs et même plus.

Dans la portion flottante du colon et dans le rectum, ces lésions sont moins sensibles, bien que cependant ces portions n'en soient pas tout à fait exemptes.

Mésentère. — Le mésentère est surtout remarquable par les arborisations que forment les veines mésentériques, qui sont gorgées d'un sang noir, caillebotté, marbré, diffluent. Le sang des veines cave et porte est dans le même état.

On observe aussi çà et là (sur le mésentère) de petites taches rondes, rosées, de véritables sugillations. Les ganglions mésentériques sont tuméfiés, ramollis, jaunes ou rougeâtres.

Foie. — Le foie est toujours hypertrophié, ramolli, décoloré. Au lieu d'être rouge-brun, il est jaune ou couleur feuille morte. Cette décoloration est bien souvent plus sensible sur un lobe que sur l'autre.

Les veines sus-hépatiques sont gorgées d'un sang noir, caillebotté, grumeleux, peu consistant ; on trouve ces petits grumeaux de sang noir jusque dans les ramuscules veineux de la substance du foie.

Les canaux biliaires et le conduit cholédoque n'offrent rien de remarquable. Enfin, j'ai observé dans quelques cas graves (bien que l'autopsie ait été faite peu de temps après la mort), entre la substance du foie et sa capsule, de petites vessies, de petites ampoules renfermant des gaz. Je ne sais si c'est le résultat de la décomposition des tissus après la mort, mais en tout cas nous devons avouer que cette décomposition est bien prompte, car nous en avons trouvé dans quelques autopsies faites quelques heures seulement après la mort et par une température ordinaire.

Rate. — Le plus souvent la rate est vide, friable. Dans quelques cas cependant elle est plus ou moins gorgée d'un sang noir.

Pancréas. — Le pancréas participe à l'état général des autres viscères abdominaux, des organes glanduleux ; il est gonflé, ramolli, décoloré.

F. *Appareil génito-urinaire.* — Les reins sont toujours altérés d'une manière notable dans toutes les formes de la maladie ; ils sont mous, flasques, comme meurtris, rougeâtres ou noirâtres par plaques. Ils sont parfois si mous que l'instrument peut à peine les inciser ; leur substance lobulée est ecchymosée, et ils contiennent le plus souvent, dans leurs bassinets, des matières glaireuses, purulentes ou sanguinolentes.

Enfin, la vessie est le plus souvent vide, ou bien elle contient quelque peu d'urine claire ou plus ou moins chargée de mucosités rougeâtres ; sa muqueuse et celle de la matrice, chez les femelles, est pâle, blafarde, jaunâtre et plus ou moins infiltrée. Les ovaires, chez les femelles, sont ramollis et infiltrés.

Tels sont les principaux symptômes des maladies des jeunes chevaux, décrites déjà par un grand nombre de vétérinaires militaires sous les noms de fièvre typhoïde, de pneumonie ou pleuro-pneumonie typhoïde, etc., etc. ; telles sont les lésions les plus ordinaires trouvées à l'autopsie des animaux qui meurent des suites de ces terribles maladies, dont actuellement nous allons étudier les causes.

CHAPITRE IV.

ÉTIOLOGIE.

Etiologie. — Les principales causes de l'affection typhoïde observée chez les jeunes chevaux se trouvent dans les écuries des marchands ou des éleveurs, dans le régime auquel ces derniers les soumettent quelque temps avant la vente, dans les soins enfin dont ils les entourent; régime, médication et soins qui forment ce qu'on nomme l'*apprêt*, et prédisposent aux affections généralement observées sur les chevaux de remonte, affections qui toutes, à quelques exceptions près, ont une tendance si marquée à l'état typhique.

Après ces causes, qui pour nous sont les principales, viennent l'émigration, les changements enfin apportés subitement dans le régime, les habitudes et les exercices auxquels ils sont soumis presque aussitôt après leur immatriculation.

Une fois arrivés dans les corps, ils ne retrouvent plus, en effet, ces soins minutieux dont ils étaient entourés avant leur achat, soins dont l'absence ne contribue pas peu, croyons-le bien, au développement des affections dont nous nous occupons ici, et qui, dans tous nos régiments, deviennent malheureusement si souvent la cause de pertes bien regrettables.

L'agglomération ou la réunion d'un grand nombre de chevaux plus ou moins prédisposés à être malades, par les causes ci-dessus indiquées, doit encore être considérée comme capable d'aider au développement du mal dont il s'agit.

Viennent ensuite les arrêts de transpiration (1), le travail prématuré et toujours excessif si on le compare aux forces à peu près nulles alors des animaux.

Il n'est pas rare non plus de voir cette maladie se déclarer pendant le cours d'une affection catarrhale ordinaire, mais mal traitée, c'est-à-dire combattue par une diète trop prolongée, un régime blanc trop longtemps continué, des saignées trop fortes, pratiquées, soit pour

---

(1) NOTA. J'ai remarqué que les moindres suppressions des fonctions de la peau peuvent, dans certaines circonstances où les animaux paraissent plus sujets à contracter ces affections, faire développer la maladie et lui faire prendre surtout une forme grave, abdominale ou thoracique.

J'ai surtout vu, sous l'influence du froid humide, la forme grave se déclarer. J'ai fait principalement ces observations dans les garnisons du Nord, où, par les temps rigoureux, par les froids intenses, les jeunes chevaux ont toujours paru très disposés à contracter les affections dont il est ici question, et surtout la forme abdominale.

Dans un instant nous exposerons quelques faits à l'appui de ce que nous avançons.

Les Allemands semblent partager la même opinion que nous, car ils font observer que la forme qu'ils appellent gastrique-rhumatismale de l'influenza (notre forme abdominale) est plus fréquente dans le nord de l'Allemagne que dans le sud.

On nous objectera peut-être qu'en Afrique la forme abdominale est très fréquente, et que c'est surtout là qu'elle a été observée avec les lésions abdominales typhiques de la fièvre typhoïde. L'inconstance de la température de ce pays, les changements brusques qu'on observe journellemenr dans la colonne thermométrique, ne pourraient-ils pas expliquer ces faits ?

éviter une maladie qu'on redoute, soit dans l'intention de lutter contre cette dernière une fois développée.

Telles sont, dans notre opinion, les causes susceptibles de faire naître et d'aggraver cette terrible maladie.

Il y a encore la contagion, qui n'est pas généralement admise, et sur laquelle nous n'osons encore nous prononcer. Cependant, comme la maladie pourrait bien être infectieuse, il est bon d'employer les plus grands soins de propreté, et un espacement convenable, suivant la constitution médicale et l'état des malades.

CHAPITRE V.

TRAITEMENT.

Observations préliminaires. — La saison, l'état de l'atmosphère, la constitution médicale, l'état de l'animal et sa provenance sont autant de sujets qu'il est essentiel, dans le traitement de ces maladies, de prendre en considération.

Les extrêmes de température exigent également des soins particuliers. Le froid est surtout contraire à ces affections; aussi faut-il avoir grand soin de maintenir constamment les malades dans une température modérée, au moyen de couvertures, d'une bonne litière, en tenant les écuries fermées, sans cependant empêcher le renouvellement de l'air, faire boire tiède, etc.

Si l'on a un grand nombre de malades et que les maladies tendent à se montrer sous une forme grave, il faut redoubler de zèle et les attaquer avec vigueur, séparer les malades, faire des catégories.

Enfin, il est essentiel aussi de bien étudier son sujet, de voir d'où il provient, de s'assurer de son âge, de son état d'embonpoint ou de bouffissure, etc.; car toutes ces circonstances doivent amener quelques différences dans le traitement.

A. *Traitement de la première forme.*

Pour cette première forme, un traitement interne est bien souvent inutile. Les écuries chaudes, l'emploi de quelques bonnes couvertures, un air pur, une abondante litière, un régime doux sans être débilitant, et les soins de propreté, font à peu près tous les frais du traitement.

Il est bon cependant de seconder ces soins par l'application de dérivatifs. Un long séton au poitrail, par exemple, produit dans ces cas le meilleur résultat. Nous croyons que quelques vétérinaires n'attachent pas à ce moyen toute l'importance qu'il mérite, car nous avons remarqué bien des fois que, dans cette forme, où les caractères typhiques sont encore peu prononcés, il facilite singulièrement la cure, il abrége la période de crise, la dépuration, s'il est permis de se servir de cette expression.

Dans les premiers jours de l'affection, lorsque les sujets refusent l'avoine, nous leur faisons donner trois petits barbotages légèrement tièdes par jour, un le matin, un à midi, et l'autre au pansage du soir. Avec cela, nous faisons toujours donner le foin et la paille en mélange, en petite quantité, ayant soin que les malades en aient toujours devant eux.

Nous ne mettons point ces malades à la diète. Nous avons, au contraire, l'attention, pour exciter les animaux à manger, de faire tirer le fourrage du râtelier dans la mangeoire quand les malades sont pris d'angines plus ou moins intenses, et qu'ils ne peuvent qu'avec peine se déplacer pour aller prendre leur nourriture.

Lorsque le barbotage est resté devant le malade sans être mangé, nous le faisons retirer et remplacer par un autre plus petit.

Enfin, nous secondons ces moyens en faisant donner à chaque malade trois lavements à l'eau de son par jour.

Dans les premiers jours de la maladie, si elle est un peu forte, nous ne faisons pas faire de pansage à fond ; nous nous contentons de bien faire éponger les yeux et les naseaux avec de l'eau tiède, et de faire donner un coup de brosse devant et derrière, en relevant alternativement sur l'arrière ou sur l'avant-main les couvertures, sans les ôter de dessus le malade. Nous tenons aussi à ce qu'on ne tracasse pas inutilement les sujets. Ces détails, en apparence futiles, sont d'une grande importance : Stool l'a dit il y a longtemps.

Quand le temps le permet, nous leur faisons faire, le matin, après la visite, une promenade en main d'une demi-heure ou plus si les forces du malade le permettent, promenade que nous répétons dans le courant de la journée, en ayant soin de faire de temps en temps une pose, un temps d'arrêt, au soleil ou à l'abri du vent, autant qu'on le peut, de trois ou quatre minutes. Pendant cette promenade, on renouvelle l'air des écuries, en ayant soin d'ouvrir portes et fenêtres.

Aussitôt que les malades commencent à mieux aller, après quatre ou cinq jours d'infirmerie, lorsqu'ils commencent à jeter et que le séton suppure, nous faisons donner un quart ou un tiers de la ration d'avoine le matin, après avoir fait boire à l'eau blanche et légèrement tiède. On continue, pour le reste du jour, à donner le petit barbotage à midi et le soir, et le mélange de foin et de paille à volonté. Puis, quand les malades vont mieux encore, après huit ou dix jours de maladie, on donne deux avoines équivalant aux deux tiers à peine de la ration, avec un petit barbotage à midi et la botte. Enfin, bientôt, c'est-à-dire après quatre ou cinq jours de ce régime, on les met à la ration règlementaire; seulement on a soin, pendant quelques jours encore, si le temps est froid surtout, de faire boire à l'eau légèrement tiède.

Si l'affection dont nous traitons se complique des formes graves, abdominale ou thoracique, c'est une autre médication plus active qui convient et que nous ferons connaître dans un instant, en indiquant le traitement qui convient pour ces formes de la maladie.

Les complications d'œdème, d'ophthalmie, etc., ne nous inquiètent guère en général; elles disparaissent le plus souvent avec la maladie.

Nous nous contentons, pour les conjonctivites, des soins de propreté; pour les œdèmes du ventre et de dessous la poitrine, de pratiquer quelques mouchetures; pour les engorgements des membres, de faire faire de petites promenades et d'employer une ou deux couvertures dont les effets sont généralement suivis d'heureux résultats. Rarement cette forme se termine par la mort; ce n'est guère que lorsqu'elle est aggravée par quelques complications (forme thoracique ou abdominale), que cette fatale terminaison s'observe.

B. *Traitement de la deuxième forme.*

Cette deuxième forme exige un traitement actif et raisonné, surtout lorsqu'on se trouve sous l'influence de certaines constitutions médicales particulières. C'est alors qu'il faut agir vigoureusement et ne pas temporiser ; car bien souvent si on voulait attendre au lendemain, il ne serait plus temps, ou au moins il deviendrait plus difficile de triompher de la maladie. Elle s'aggrave surtout par les causes que nous avons fait connaître à l'exposé des symptômes, par l'entrave qu'il y a bientôt dans l'acte de la respiration, dans la révification du sang.

Ainsi, lorsque les animaux atteints de la forme thoracique grave nous arrivent présentant 25 ou 30 mouvements respiratoires à la minute, une artère plus ou moins molle, un pouls lent, *le train postérieur vacillant*, *les conjonctives injectées et pétéchiées*, etc., nous avons l'habitude, et nous ne nous en sommes pas mal trouvé, bien que quelques vétérinaires disent redouter ce moyen comme donnant lieu à des engorgements gangréneux toujours mortels, nous avons l'habitude, disons-nous, d'appliquer deux longs sétons au poitrail et un sinapisme sous la poitrine, après avoir bien fait couper et raser les poils, si les chevaux sont communs surtout (1).

---

(1) Relativement aux révulsifs, à leur emploi, que nous croyons devoir conseiller dans cette deuxième forme de la maladie, nous avons cru remarquer qu'il convenait d'en faire usage au début. Ils doivent surtout être employés les deux ou trois premiers jours, et le plus loin possible du mal. On ferait bien en même temps de faire agir ces dérivatifs sur plusieurs points à la fois : ainsi, par exemple, au poitrail, aux fesses, aux jambes, aux avant-bras, quitte à les supprimer ensuite, aussitôt que le danger est détourné. De cette manière on tare le moins possible les malades.

Nous avons aussi observé que les sétons aux fesses font très bien dans le cas dont nous nous occupons, surtout sur les sujets replets, bouffis. Ils produisent une prompte révulsion et une abondante suppuration en très peu de temps.

Ces premiers soins donnés, nous composons un opiat avec

Miel ou mélasse	125 grammes.	
Poudre de gentiane	80	—
Alcoolé de quinquina	20	—

Nous remplaçons quelquefois la poudre de gentiane par trente grammes de son extrait, et par trente-cinq ou quarante grammes de quinquina.

Nous donnons cet opiat en quatre fois en deux jours, et nous le continuons les jours suivants jusqu'à ce que les révulsifs soient bien fixés à la peau, à l'extérieur (il n'est pas nécessaire de forcer la dose des opiats toniques les deux ou trois premiers jours de la maladie).

Pendant la campagne d'Italie, dans les plus mauvaises conditions cependant, nous les avons employés avec avantage dans les affections catarrhales des jeunes chevaux mis en route le jour de leur arrivée au corps, ou peu de temps. Nous nous sommes trouvé à Alexandrie avec soixante de ces malades affectés de la maladie à différents degrés et sous différentes formes.

Ce fait d'observation clinique a, selon nous, une grande importance. On obtient ainsi, loin du siége du mal, une prompte révulsion en très peu de temps, et c'est là une des principales indications à remplir dans cette forme de la maladie.

Les vésicatoires, que nous avons souvent employés, et que nous employons encore quelquefois, mais avec beaucoup plus de ménagement, ne conviennent pas autant que les sinapismes, et ceux-ci conviennent moins encore que les setons généralement. D'abord ils tarent plus ou moins les malades, et ils agissent aussi dans le sens de la maladie, en produisant l'hyposthénie par l'absorption des cantharides.

Nous avons observé bien des fois, depuis longtemps, les effets pernicieux résultant de l'emploi immodéré de ce médicament.

Nota. Il est bien entendu que, dans le cours des affections catarrhales typhiques, les sétons ne conviennent pas dans tous les cas. Ils sont contre-indiqués, par exemple, lorsque la maladie se complique de l'état gangréneux, anémique, ou du mal de tête de contagion.

Par suite de circonstances particulières, qu'il serait trop long d'exposer ici, nous avons eu quelques-unes de ces complications en Italie.

Nous ajoutons quelquefois à cet opiat, vers le quatrième ou cinquième jour de la maladie, le peroxide de fer à la dose de trente grammes par jour.

Dans les cas très graves, nous administrons encore, et nous n'avons eu qu'à nous louer de cette médication, l'alcoolé de quinquina ou l'essence de térébenthine, que nous ajoutons aux opiats ci-dessus indiqués.

Ces premiers soins donnés, nous laissons nos malades tranquilles jusqu'au lendemain, en ayant soin seulement de toujours faire tenir devant eux un petit barbotage clair et bien farineux.

Nous laissons aussi les sinapismes dix ou douze heures. Après ce temps, ils ont presque toujours produit un engorgement étendu, sensible, que nous entretenons par un autre sinapisme plus ou moins léger, jusqu'à ce que les sétons commencent à prendre, à suppurer. Quelquefois nous les déplaçons, nous les reportons un peu plus en arrière pour donner plus d'étendue à notre révulsion, que nous entretenons aussi à l'extérieur. Il est rare, après l'effet du révulsif, que l'on n'observe pas un léger mieux. Les malades sont moins abattus ; ils sont plus gais, ils appètent les aliments et relèvent la tête.

Dans le cas contraire, si la maladie n'est pas enrayée par cette médication, nous appliquons les vésicatoires aux fesses et les sinapismes aux avant-bras et aux jambes, quelquefois même les sétons de chaque côté de la poitrine.

Nous tenons avec cela nos malades enveloppés de deux couvertures de laine, et nous leur faisons donner quatre ou cinq barbotages clairs par jour, avec quelques poignées du meilleur foin qu'on peut trouver. Puis nous laissons encore nos malades tranquilles jusqu'au lendemain.

C'est alors surtout que nous donnons les opiats avec la poudre de quinquina, 30 gram. ; l'extrait de gentiane, 30 gram.; essence de térébenthine, 20 gram. Plus tard, je le répète, nous ajoutons le peroxide de fer.

En ayant recours à cette médication le premier et le deuxième jour de la maladie, il est rare que l'on ne parvienne pas à l'empêcher de se localiser dans la poitrine.

Il arrive cependant quelquefois que la maladie reste stationnaire deux ou trois jours avant de se dessiner, avant de prendre une marche heureuse ou malheureuse.

Si cette médication ne réussit pas, il est à craindre que la maladie ne fasse des progrès et que les désordres organiques n'augmentent : la mort alors en est infailliblement la suite ; ou bien le traitement amène la gaité et l'appétit, et la convalescence ne tarde pas à se déclarer et à être suivie d'une guérison assez prompte, si aucune erreur hygiénique n'est commise.

Ainsi, l'effet révulsif obtenu, nous tâchons de l'entretenir quelques jours, et nous continuons l'usage des opiats toniques, dont nous augmentons l'action par l'addition d'une certaine quantité d'alcoolé de quinquina ou d'essence de térébenthine (1).

---

(1) Ce dernier médicament nous a toujours paru produire de très bons effets, administré à l'intérieur ou simplement employé à animer les sétons lorsqu'on les pose, ou quand on veut les animer lorsqu'ils ne prennent pas. Un grand nombre de vétérinaires ont aussi fait cette remarque sur l'action salutaire de l'essence de térébenthine, dans les maladies de la nature de celles dont il s'agit ici. Il nous paraît que, administrée en électuaire, elle aiguise l'appétit, ranime les forces, active les sécrétions et les excrétions d'une manière très avantageuse. Elle a peut être aussi une action spéciale sur les éléments du sang.

Pour les soins et le régime, ils sont ceux que nous avons fait connaître en parlant du traitement de la forme précédente ; seulement, dans les cas très graves, nous mettons un maréchal de garde, qui ne quitte les malades ni jour ni nuit. Il est chargé de leur présenter, de trois heures en trois heures, quelques litres d'eau tiède, blanchie au moyen d'une bonne quantité de farine d'orge. Nous ajoutons souvent encore dans les barbotages une petite quantité de sulfate de soude, ou bien nous aiguisons légèrement cette boisson avec de l'acide sulfurique.

Si nous avons pris cette précaution, que nous regardons comme essentielle, c'est que nous avons souvent été à même de remarquer que les malades étaient bien plus mal le matin que le soir; et cela, parce que, ne prenant rien pendant la nuit, ne recevant aucun soin convenable, ils paraissaient en souffrir énormément.

Selon nous, ces malades ont besoin de prendre souvent et d'y être excités (1). Il arrive en effet, assez fréquemment, qu'ils ont à boire devant eux et qu'ils n'y touchent pas. Quand, dans ces cas, on a le soin de renouveler ces boissons et de les leur présenter, ils en boivent quelques gorgées, et cela suffit pour leur permettre de résister, et à l'organisme de lutter victorieusement contre la maladie.

Les complications telles que les arthrites, les fourbures, etc., sont traitées par les médications qu'elles

(1) Aujourd'hui, plus que jamais, on nourrit dans la fièvre typhoïde, chez l'homme, presque sans distinction de forme ; c'est qu'on est mieux fixé sur sa nature. Pour notre compte, il y a bien longtemps que nous nous sommes prononcé dans ce sens chez nos animaux.

réclament dans les temps ordinaires, en ayant cependant toujours soin de ne pas oublier la maladie principale. Quelques-unes de ces complications disparaissent le plus souvent avec la maladie principale, et n'étant par conséquent pas inquiétantes, il ne faut pas trop s'en occuper.

C. *Traitement de la troisième forme.*

Le traitement, les soins et le régime de cette troisième forme sont à peu près les mêmes que ceux que nous venons de faire connaître pour la deuxième. — Il doit en être ainsi, car on se souvient que la maladie est la même au fond.

Ainsi, pour le régime et les soins, un garde-malade pour les cas graves, du meilleur foin en petite quantité à volonté, de petits barbotages légèrement tièdes, très farineux, un air pur et doux, une abondante litière, double ou triple couverture de laine bien chaude, lavements d'eau de son, etc. Il est bon aussi, dans ces cas graves, d'envelopper le ventre des malades d'une couverture de laine.

Pour le traitement, ce sont aussi les opiats toniques et les révulsifs, les purgatifs salins et les boissons acidulées, qui en font les frais.

Nous passons, dans les cas ordinaires, un séton au poitrail et un sous le ventre quelquefois (1); puis, nous

---

(1) En Italie, l'année dernière, j'ai été obligé, et je m'en suis très bien trouvé, d'enlever les sétons du poitrail de mes malades et de les remplacer par d'autres aux fesses et sous le ventre. Sans cela, nos chevaux, étant forcés de camper par les fortes chaleurs, tracassés par

appliquons un sinapisme sur l'épigastre, et nous le changeons parfois de place.

Nous donnons ensuite, en deux fois dans le jour, un opiat composé de :

Miel.	125	grammes.
Alcoolé de quinquina. . .	30	—
Poudre de gentiane. . . .	30	—

S'il y a des douleurs intestinales vives, nous ajoutons à la moitié de l'opiat dix grammes de laudanum. Nous mettons aussi quelques gouttes de ce médicament dans les lavements.

Il nous arrive aussi quelquefois, dans les cas graves, lorsque la maladie reste insidieuse, le deuxième ou le troisième jour, d'aiguiser ces opiats avec une cuillerée ou deux d'essence de térébenthine (10 ou 15 grammes).

Après avoir appliqué les sétons, la moutarde, et avoir donné l'opiat, le petit barbotage et le lavement, nous laissons nos malades tranquilles, en ayant soin seulement de renouveler le petit barbotage et la poignée de fourrage de temps en temps.

Il arrive très souvent (et cela ne doit pas surprendre) que les malades sont plus mal après tous ces petits tracas.

Si le deuxième ou le troisième jour de la maladie nous n'observons pas un léger mieux, si l'affection marche

---

les mouches, les mordaient et quelquefois les arrachaient. Empêchant ainsi la suppuration de s'établir, ils rendaient ces sétons sanieux, œdémateux, parfois gangréneux.

Je considère ce moyen, le séton, ce révulsif spoliatif par excellence, comme indispensable pour obtenir une prompte et bonne guérison dans ces sortes de maladies.

quand même, nous appliquons deux autres sétons aux fesses et les vésicatoires dessus ; nous réappliquons le cataplasme de farine de moutarde au lieu de l'entretenir seulement, et nous faisons faire des frictions sinapisées aux extrémités, aux jambes et aux avant-bras.

Il convient de continuer ces soins deux ou trois jours et quelquefois plus ; car il arrive, dans cette forme de la maladie, que ce n'est pas le premier ou le deuxième jour que le mieux est sensible, mais seulement le troisième ou le quatrième.

Le mieux se reconnait lorsque les malades prennent quelques gorgées de barbotage et mangent quelques parcelles de foin (au début de cette forme de la maladie, l'inappétence est complète) ; puis ils relèvent la tête, qui paraît moins lourde ; les accès de légères coliques et les piétinements sont moins fréquents ; la tension du ventre, l'accélération de la respiration et la raideur générale diminuent ; l'œil s'anime un peu, et les malades sont moins indifférents à ce qui se passe autour d'eux.

Dans le cas contraire, si la maladie n'est pas enrayée, l'inappétence continue ou parfois elle cesse tout à fait, avec un état général des plus alarmants, avec la froideur des extrémités ou quelques alternatives de froid et de chaud et l'imperceptibilité du pouls, etc., etc. Dans ce cas, la mort ne se fait pas longtemps attendre.

CHAPITRE VI.

MOYENS PROPHYLACTIQUES.

Maintenant que nous avons fait connaître le traitement que nous suivons habituellement, celui qui nous a le mieux réussi, nous allons exposer les moyens prophylactiques qui, selon nous, doivent être mis en usage pour prévenir ou au moins pour rendre plus bénigne la terrible maladie dont nous nous occupons.

Nous avons expérimenté les moyens que nous allons faire connaître, et nous n'avons eu qu'à nous en louer; ils sont, du reste, basés sur la connaissance des causes de la maladie et sur l'état où se trouvent les sujets lorsqu'ils arrivent dans les corps.

Pour qu'un cheval destiné à un corps de troupe à cheval soit apte à faire un bon service, il faut, si nous ne nous trompons, qu'il soit engrainé, en haleine, toujours prêt à marcher, susceptible enfin de fournir une course plus ou moins longue aux premiers ordres.

Les chevaux de remonte se trouvent-ils dans ces conditions lorsqu'ils arrivent au corps? Evidemment non. Le mode d'apprêt qu'ils ont subi chez les vendeurs, l'émigration, le changement de nourriture, l'agglomération, etc., sont autant de causes qui agissent alors plus ou moins fortement sur eux, et déterminent un état particulier qui est loin d'être normal, lequel état les prédispose aux affections auxquelles les jeunes animaux sont si sujets et contre lesquelles tous nos efforts doivent tendre.

Mais comment lutter contre cette prédisposition ? comment en éviter les terribles effets ? Telle est la question que doit se poser tout vétérinaire désireux d'arriver à un bon résultat. Or, il faut, s'il veut atteindre ce but, qu'il soit bien convaincu que ce qu'il cherche ne peut être obtenu que lentement, que graduellement, car il s'agit ici de deux choses sur lesquelles le temps seul peut exercer quelque influence salutaire : modifier l'organisme en le ramenant à son état normal, et le façonner en quelque sorte à un nouveau genre de vie, à de nouvelles habitudes.

Il est facile de comprendre, avec les connaissances que nous possédons, qu'on ne peut obtenir tout cela des chevaux de troupe que petit à petit, et que, vouloir agir autrement, serait faire une chose irrationnelle, et s'exposer à voir se briser immédiatement une machine à la construction de laquelle, au contraire, nous devons apporter tous nos soins.

Les animaux nouvellement immatriculés étant, nous le répétons, ceux sur lesquels les habitudes régimentaires ont le plus d'action, il nous a toujours paru utile, si toutefois le service permet d'en agir ainsi, de supprimer pour eux toute espèce de travail, et de n'exiger de ces animaux que de simples promenades journalières faites au pas, jusqu'à ce que, habitués à leur nouvelle position, ils puissent, sans inconvénient, être soumis aux exercices, aux travaux pour lesquels ils ont été achetés. Deux petites promenades par jour, d'une heure chacune et sagement conduites, seraient, selon nous, plus nécessaires pour débarrasser la plupart des jeunes chevaux de la graisse qu'ils ont, qu'un pansage quel qu'il soit ; les sécrétions se trouveraient par leur moyen plus ou moins excitées ; la dépuration, si nous pouvons nous servir de cette expression, se ferait mieux, etc. — Un bon pansage chaque jour suffit. — Le temps qu'on emploie à un second pansage ne vaut pas, ce nous semble, une bonne promenade.

Quant à la nourriture à accorder pendant les premiers temps que les animaux passent au régiment, nous pensons qu'il est bon d'accorder entière la ration de paille et de foin ; seulement, si cette dernière laissait quelque chose à désirer sous le rapport de sa composition ou de sa conservation, on aurait la précaution de l'arroser, à toutes les distributions, avec un peu d'eau tenant en dissolution du sel commun.

Les animaux devront aussi, dans ces circonstances, recevoir les deux tiers de leur avoine ; l'autre tiers, converti en son et en farine, étant donné en barbotage au repas du foin.

On aura encore le soin de donner pour boisson de l'eau se trouvant autant que possible à la température du milieu dans lequel se trouvent les animaux, et d'y ajouter quelques petites quantités de son.

Si, malgré ces précautions, les animaux, venant à perdre de leur gaité, de leur appétit, présentaient dans leur état général quelques indices faisant craindre le développement prochain de la maladie, ils seraient alors mis immédiatement à part, et, à l'avoine du soir, on s'empresserait de substituer un deuxième barbotage.

Quand cette première précaution, que nous considérons comme essentielle, ne peut être prise; lorsqu'une nécessité (1) la rend impossible, le vétérinaire doit demander que le travail soit au moins diminué et que les allures vives et fréquentes soient surtout évitées.

Nous pensons qu'il convient que la paille soit toujours brisée et mélangée avec le foin en parties égales. La ration donnée ainsi nous a toujours paru préférable, en ce que surtout elle amuse plus longtemps les jeunes chevaux qui, alors, s'ennuyant moins, se conservent plus facilement en santé.

Les écuries seront tenues avec la plus grande propreté. On renouvellera l'air le plus souvent possible, en évitant toutefois les courants qui pourraient s'établir sur les animaux.

On devra faire tout au monde pour éviter les transpirations trop abondantes et ensuite les refroidissements. On aura donc le soin, à la rentrée des promenades ou des exercices quelconques, de bien bouchonner les animaux et de tenir les habitations en partie fermées jusqu'à ce que ces derniers soient parfaitement secs.

Voilà, ce nous semble, à peu près les soins et le régime qu'il convient de faire suivre aux jeunes chevaux de remonte à leur arrivée dans les corps ou dans les dépôts de remonte.

Les malades, entrant aux infirmeries, reçoivent les soins que nous avons fait connaître, suivant leur état.

---

(1) Lorsqu'on est pressé par les événements, en temps de guerre, par exemple, on fait ce que l'on peut; les circonstances alors commandent.

Après cinq ou six semaines de ces soins et de ce régime, si l'on a affaire à des chevaux d'un certain âge, ils sont alors généralement débourrés, et on peut exiger d'eux un commencement de dressage.

Si ce sont de jeunes chevaux de quatre ans à peine ou de quatre ans et quelques mois, il faut les attendre plus longtemps encore.

Tels sont, suivant nous, les moyens hygiéniques et les soins qui conviennent pour prévenir autant que possible la maladie qui fait le sujet de ce mémoire.

Il ne faut pas non plus oublier que la médication antiphlogistique, la médication contre-stimulante, le régime plus ou moins diététique, sont surtout contraires dans ces affections.

CHAPITRE VII.

EXAMEN DE LA NATURE DE CETTE MALADIE, D'APRÈS LES CAUSES SOUS L'INFLUENCE DESQUELLES ELLE SE DÉCLARE, D'APRÈS LES SYMPTÔMES ET LES LÉSIONS QU'ON OBSERVE ET LE TRAITEMENT RECONNU PROPRE A LA COMBATTRE. — COMPARAISON DE CETTE MALADIE AVEC LA FIÈVRE TYPHOÏDE DE L'HOMME.

Maintenant que nous connaissons, dans ses symptômes, ses différentes formes et ses lésions, la maladie qui souvent dans l'année se déclare sur les jeunes chevaux, cherchons à voir si cette affection, que beaucoup ont appelée *fièvre typhoïde*, aurait, avec la maladie désignée ainsi en médecine humaine, assez d'analogie pour autoriser cette comparaison.

Nous ne savons si nous nous trompons, mais nous trouvons que la maladie dont nous nous occupons a une ressemblance aussi grande que possible avec la fièvre typhoïde de l'homme.

Vouloir trouver une ressemblance parfaite entre les maladies de l'homme et celles des animaux serait exiger une chose qui ne peut exister, et, à ce compte, il faudrait renoncer à faire de la médecine comparée. Ce ne serait pas non plus peut-être faire preuve de grandes connaissances en histoire naturelle, en anatomie et en physiologie comparée, que de montrer de pareilles exigences.

Il y a donc, selon nous, entre ces deux affections, non-seulement analogie dans leurs symptômes, leur marche, leur terminaison, etc., mais encore dans les causes, dans la nature, le traitement et les lésions qui leur sont propres.

Essayons actuellement de démontrer ce que nous venons d'avancer.

La ressemblance est surtout frappante dans la physionomie générale de la maladie, dans l'état d'abattement et de stupeur dans lequel se trouvent toujours les malades des deux espèces. Il en est à peu près de même dans la marche, les terminaisons, etc. Et la convalescence n'est-elle pas aussi très longue?

On peut cependant observer que quelques formes, quelques accidents de cette maladie sont plus fréquents chez l'homme, plus rares chez les animaux, *et vice versa;* ce qui s'explique très bien du reste par certaines différences d'organisation, d'espèce, d'individus dont on ne tient peut-être pas assez compte : chez l'homme le système cérébro-spinal est prédominant, tandis que chez les animaux c'est le système nerveux-ganglionnaire qui l'emporte.

Les formes ataxiques, les accidents cérébraux sont pour cette raison très fréquents chez le premier, tandis qu'au contraire les formes muqueuses et les caractères adynamiques sont plus communs chez les seconds.

Voici, en quelques mots, les principaux caractères de la maladie dans les deux espèces.

Il est bien entendu que ces symptômes varient quelque peu suivant la forme qu'elle prend ; mais elle n'en conserve pas moins toujours sa physionomie générale propre, son faciès particulier.

Un praticien des plus expérimentés, M. Delaroque, ancien médecin de l'hôpital de Necker, donne comme symptômes caractéristiques de la fièvre typhoïde, dès le premier et le deuxième jour de la maladie, les caractères suivants :

1° La stupeur, l'abattement. — Ces symptômes se remarquent également chez le cheval ;

2° La dilatation de la pupille. — On l'observe aussi dans l'affection qui fait le sujet de ce mémoire ;

3° La pulvérulence ou l'enduit brunâtre de l'intérieur des narines (ce qui indique qu'il y a un vice de sécrétion de la pituitaire). — En vétérinaire, c'est la conjonctive surtout qui nous guide. Il ne serait pas mauvais peut-être qu'on l'observât chez l'homme ;

4° Le gargouillement iléo-cœcal. — C'est ce qu'on remarque encore dans la forme abdominale du cheval ;

Puis la maladie se dessine, prend sa forme soit bilieuse, soit muqueuse, adynamique, ataxique ou lente, etc. — Il en est de même chez le cheval.

Enfin, ce sont aussi, chez l'homme, les complications diverses qui se montrent dans le cours de la maladie.

Ce sont, par exemple, les épistaxis, la perforation intestinale, la pneumonie intercurrente, etc.

Les perforations, bien que rares, ont été observées chez le cheval.

Si nous passons à l'examen du sang, nous pouvons voir que ce fluide offre à peu près les mêmes caractères dans les deux espèces.

M. Bouillaud regarde les altérations de ce liquide comme un signe caractéristique de la fièvre typhoïde, et nous pensons qu'il a raison.

On observe, dans l'homme comme dans le cheval, une diminution notable de la fibrine, et ce signe coïncide surtout avec les symptômes des maladies graves. — C'est probablement à cette diminution de la fibrine qu'il faut attribuer la liquidité, la diffluence du sang.

Il y a donc, dans la maladie des jeunes chevaux, dans celle dont nous nous occupons, comme dans la fièvre typhoïde de l'homme : 1° perte de fibrine; 2° comme conséquence, diffluence du sang ; 3° son état sirupeux ; 4° des vices de sécrétion et de nutrition ; 5° une diminution notable des forces, de l'abattement ; 6° enfin une affection (ou organopathie) soit thoracique, soit abdominale, ou quelque autre plus ou moins grave.

Si maintenant des symptômes nous passons à l'étiologie, nous trouvons encore que la ressemblance de ces affections n'est pas moins grande.

Ainsi, chez l'homme comme chez nos animaux, outre que ce sont toujours de jeunes sujets qui sont surtout exposés à tomber malades, on trouve, comme causes prédisposantes ou déterminantes quelquefois (suivant l'état des individus, car la même cause qui agit ici comme prédisposante peut agir là comme déterminante) : 1° l'émigration avec les changements de climat, d'habitude, de régime, etc. ; 2° l'agglomération, l'encombrement avec toutes les circonstances aggravantes qui l'entourent (1).

(1) A Paris, où ces deux principales causes existent pour l'homme, on voit aussi les personnes nouvellement arrivées, celles surtout qui se trouvent dans des positions gênantes, devenir nostalgiques, puis des céphalalgies apparaître, des dégoûts, de la faiblesse, et enfin la maladie typhoïde.

L'habitation dans les bas quartiers (les mauvaises écuries pour les chevaux), les inquiétudes, les chagrins, les excès de travail ou autres, avec un régime insuffisant, le froid, l'humidité; enfin toutes les causes débilitantes, ou physiques ou morales, prédisposent à cette maladie.

Il y a encore pour l'espèce humaine la contagion, qui n'est plus douteuse que pour quelques médecins. Mais chez nous elle n'est pas admise; c'est une question qui, bien loin d'être décidée, a encore besoin d'être grandement étudiée. Notre estimable confrère, M. Sanson, a cependant conclu à la non-contagion dans le *Recueil*.

Il en a été ainsi pendant longtemps pour la morve, et la contagion a enfin été admise. La vérité ici encore a fini par l'emporter sur l'esprit de système, sur les idées théoriques; mais que de temps il a fallu! (1)

Enfin, si elle n'est pas contagieuse dans tous les cas, elle peut l'être dans quelques-uns, et encore est-ce par virus fixe ou volatil? ou bien n'est-elle qu'infectieuse? Questions que le temps décidera, il faut l'espérer.

En médecine humaine, on a nié aussi pendant longtemps la contagion de cette maladie; mais les nombreux faits constatant cette fâcheuse propriété, rapportés par MM. Bretonneau, de Tours, et Delaroque surtout, médecin à l'hôpital de Necker, ont dissipé à peu près tous les doutes.

Tels sont à peu près les principaux caractères et les

---

(1) Cela me rappelle la réponse que fit un jour Fontenelle à quelqu'un qui lui demandait combien de temps faut il pour vulgariser une idée fausse? Une heure, répondit-il. Et une juste? un siècle ou deux quand elle va vite.

principales causes des maladies typhoïdes chez l'homme et chez le cheval.

Je ne crois pas inutile de rapporter ici sommairement, au sujet des causes des maladies typhoïdes chez l'homme, un fait d'observation que le hasard m'a mis à même d'étudier sur une grande échelle.

Ainsi, vers la fin de 1854, le régiment dont je faisais partie fut envoyé d'une garnison de l'ouest dans une garnison du nord-est de la France, et pour cela nous fûmes obligés de traverser une grande partie du centre et du sud-est de la France. Presque tous les pays que nous avons parcourus étaient décimés par une épidémie typhoïde grave, à ce point qu'on a été forcé, pour éviter la contagion, de nous faire doubler les étapes, et de faire changer notre itinéraire, en ne nous laissant pas passer, pour nous soustraire à la contagion, dans les villes infectées où nous devions séjourner.

Eh bien ! en faisant ce parcours, j'ai pu étudier cette maladie sur une assez vaste échelle, et je me suis surtout attaché à en rechercher les causes.

J'ai presque toujours remarqué aussi que c'étaient les bas quartiers des villes qui se trouvaient surtout infectés par le fléau, quartiers où se rencontrent les principales causes que nous avons signalées il y a un instant, causes toutes débilitantes, comme peuvent l'être, par exemple, les privations, les fatigues, les changements de régime, l'humidité, les chagrins, le mal de la peur et la contagion, qui deviennent très puissants dans ces cas.

Ne sait-on pas, en effet, que, quand le moral est malade, le corps s'en ressent, de même que, quand le corps est affecté, le moral n'est plus aussi libre, n'est plus aussi sain ?

Plusieurs des contrées que nous venons de citer et que nous avons parcourues sont des pays vignobles qui, depuis plusieurs années, n'ont rien produit ou à peu près. Les habitants de ces pays, habitués à une certaine aisance, à un bon régime, à boire du vin, etc., aisance, bon régime qui leur a manqué, plusieurs années successives ayant été mauvaises, il a fallu se restreindre, boire de l'eau, faire maigre chaire, des engagements pris n'ont pu non plus être remplis, etc.; toutes circonstances qui ont prédisposé aux maladies dont il s'agit, car il ne faut pas croire que la cause de ces affections soit une. Non, les causes sont multiples. Et, le principe de la maladie une fois développé au milieu d'une population placée dans des circonstances semblables à celles que nous venons de signaler, la contagion et la peur se chargent du reste. C'est une véritable traînée de poudre que le feu, mis à un des bouts, a bientôt entièrement envahie.

Si nous examinons maintenant ces affections sous le rapport du traitement qui leur convient, il nous sera encore facile de voir que, sur ce point important de l'histoire de ces maladies, les hommes pratiques se trouvent à peu près d'accord pour trouver que l'analogie que nous recherchons est ici aussi complète que possible.

Toutefois, il est bien entendu qu'il doit nécessairement être tenu compte de la différence des espèces malades, différence qui naturellement doit amener dans le traitement quelques variantes.

Mais, comme base, il faut reconnaître qu'il est le même pour l'homme et pour le cheval, et que, chez l'un comme chez l'autre, il doit, loin d'être uniforme, spécifique, varier suivant les formes qu'affecte la maladie, suivant sa période, les accidents qui la compliquent, l'état du sujet, etc., etc.

Pour preuve de ce que nous avançons, nous allons exposer ici sommairement le traitement employé par les praticiens les plus éminents, les plus recommandables, en médecine humaine. Connaissant, par ce que nous avons dit plus haut, celui qui nous a le mieux réussi, celui dont se servent déjà quelques-uns de nos camarades de l'armée, nous ne reviendrons pas sur cet exposé que nous avons déjà fait, et nous continuerons de rapporter les moyens mis en usage, en médecine humaine, pour combattre les affections connues sous le nom de typhoïdes.

Voici un résumé du traitement de la fièvre typhoïde de l'homme qui nous a singulièrement frappé, en le lisant, par son analogie avec ce que nous avons observé et obtenu un grand nombre de fois dans le traitement de nos malades.

Cet article a été publié d'abord par l'Union médicale de la Gironde; c'est un compte-rendu du service de M. Moussous à l'hôpital St-André de Bordeaux, rapporté par M. le docteur Lachaze, et reproduit ensuite par le Journal de médecine et de chirurgie à l'usage des praticiens, rédigé par M. Lucas Championnière, cahier d'août 1856, article 5222.

M. le docteur Lachaze résume en ces termes les moyens employés par le Professeur (M. Moussous) :

« Puisque, dit-il, non-seulement la cause première est encore inconnue, mais qu'on ignore également l'appareil organique sur lequel s'exerce primitivement son action ; puisque sa marche ne peut être enrayée, et qu'il ne faut pas essayer de la faire avorter par les moyens qui ont jusqu'à présent été mis en usage, le médecin ne doit aborder les malades que dépouillé des idées théoriques qui ont cours dans la science, et avec la ferme intention d'attendre le moment où les phénomènes morbides l'invitant à l'action décideront du mode de son intervention qui participera nécessairement de leur variabilité.

« Les cas légers seront, pour ainsi dire, abandonnés à eux-mêmes : des boissons abondantes, acidulées et agréables aux malades, des lavements émollients, des applications de même nature sur l'abdomen, la diète, une hygiène bien entendue au point de vue du renouvellement de l'air, de la température et de la propreté ; du bouillon sitôt amendement constaté dans les symptômes, et une nourriture plus substantielle, mais choisie et bien ordonnée, à mesure que la convalescence se dessine davantage et se confirme, tels sont les moyens à conseiller.

« Quand la maladie a de l'intensité, il faut, à son début et pendant sa première période, prescrire également les boissons abondantes, la diète, les applications émollientes sur l'abdomen, les lavements, les mêmes soins hygiéniques plus rigoureusement ordonnés ; ajoutez l'administration des purgatifs légers fréquemment répétés, dans le but non pas d'évacuer, comme se le proposent les sectateurs des théories humorales, le principe morbifique, mais de débarrasser l'intestin de la sécrétion viciée de ses follicules altérés ou des produits purulents dus à l'altération qui les envahit, sécrétion et produits qui, décomposés au contact des gaz intestinaux et absorbés, donnent lieu à des accidents ou complications de résorption putride ; travailler à reconnaître la forme que semble affecter la maladie pour lui opposer les moyens conseillés dans chacune d'elles ; combattre les accidents ou complications qui surviendraient par la thérapeutique qui leur est propre.

« Enumérer ici les agents employés dans ces diverses circonstances serait superflu et entraînerait de fastidieux développements : disons seulement avec quelle circonspection, avec quelle défiance il faut envisager les apparentes indications de la forme inflammatoire, la plus commune de toutes. Rarement, si on obéit à ces apparences, on aura à se louer des bons effets obtenus par la saignée, même modérée (il en est de même en vétérinaire), et souvent on pourra constater ses tristes conséquences. C'est que le caractère inflammatoire n'existe que dans les manifestations extérieures, et n'est pas au fond même des choses ; il tient à des dispositions individuelles en dehors de la nature de la maladie. Du reste, agit-on par les évacuations sanguines dans la période d'invasion des fièvres éruptives, période si fréquemment marquée par les phénomènes de la réaction la plus énergique ; d'autre part, se plaçât-on, avec quelques médecins, pour s'autoriser à enlever du sang aux malades, à ce point de vue que l'altération de ce liquide est le fait capital et primordial de la maladie, et se proposât-on, en diminuant sa masse, de diminuer celle de l'agent toxique qui le vicie, les faits infirment les conséquences de cette théorie, et la longue durée de la maladie invite le praticien à s'abstenir de la saignée, dont, pour notre compte particulier, nous n'entrevoyons que bien rarement l'indication.

« Cette première phase de la fièvre typhoïde passée, et la période adynamique ou typhoïde arrivée, le moment de recourir aux toniques et aux excitants est venu. Leur dose, leur activité, leur nombre seront proportionnels au degré d'intensité des phénomènes qui la caractérisent. Le quinquina, le vin, le bouillon n'en seront pas moins toujours les agents qu'on choisira de préférence.

« C'est surtout à partir de l'entrée de la maladie dans cette période de son évolution, que le médecin se trouvera en face d'un plus ou moins grand nombre de ces accidents ou complications qu'amène à sa suite la fièvre typhoïde, et dont il devra instituer le traitement particulier suivant les données de sa propre expérience et les conseils des maîtres. L'histoire individuelle de ces accidents et complications ne peut trouver sa place dans ces considérations, auxquelles nous voulons conserver leur caractère de généralité ; nous renvoyons pour les détails aux traités spéciaux.

» Enfin, aussitôt que l'amendement se fait dans les symptômes, que la convalescence est entrevue imminente, il ne faut pas hésiter à nourrir le malade avec toute la prudence que réclame, dans le choix et la quantité des aliments, l'état connu des intestins ; mais aussi avec la conviction qu'on remplit une indication urgente, celle d'aider l'organisme à réparer ses pertes.

» Telles sont les règles du traitement de la fièvre typhoïde par la méthode rationnelle : ce sont celles dont l'application procure les plus heureux résultats, que conseillent généralement aujourd'hui les praticiens les plus distingués, qui sont suivies par le chef de service dont nous rendons compte, et qu'on doit s'imposer, en attendant qu'un hasard heureux mette entre nos mains un moyen spécifique, ou, nous faisant découvrir la cause de la maladie, nous conduise par induction au choix d'un agent susceptible de la neutraliser. »

Si nous poussons plus loin nos études comparatives, nous trouvons aussi que, malgré tout ce qu'on a pu dire, il y a analogie aussi grande que possible dans les lésions cadavériques qu'on rencontre aux autopsies des victimes qui meurent dans les deux espèces.

Nous abordons de suite le point le plus contesté de la question et qui fait qu'un grand nombre d'auteurs vétérinaires ont nié l'analogie des lésions intestinales, et partant ont refusé de trouver la moindre ressemblance entre les deux maladies.

Nous pensons qu'en agissant ainsi on a commis une grande erreur, par la raison que, selon nous, certaines de ces lésions, les ulcérations, ne sont pas indispensables, et qu'il peut fort bien se faire que la fièvre typhoïde existe, sans que pour cela la lésion de continuité dont il est question puisse se rencontrer sur n'importe quel point de la muqueuse intestinale. Et notez bien que ces exceptions existent encore assez fréquemment, et que souvent nous avons été à même de faire cette observation.

Il est vrai que quelques médecins, M. Louis entre autres, regardent cette lésion comme constante; mais MM. Chomel, Andral, Delmas et plusieurs autres reconnaissent qu'elle peut manquer quelquefois, et ils en citent des exemples.

M. Chomel a trouvé la moitié d'une plaque, une

plaque seulement ou quelquefois deux sur des malades. M. Grisolle cite un fait bien constaté où la maladie a duré vingt-sept jours (ce qu'il est bon de remarquer), et à l'autopsie on n'a trouvé aucune lésion caractéristique (d'après ceux qui ne voient que celà) de la fièvre. Il n'y avait aucune lésion, il n'existait d'altération ni dans les follicules intestinaux, ni dans les ganglions mésentériques; la rate seule était diffluente et avait augmenté de volume.

Mais encore un dernier mot. Ce n'est là qu'un caractère anatomique. Est-ce que toutes les maladies sont caractérisées par des lésions anatomiques? Je ne le pense pas.

Cette différence peut encore très bien s'expliquer par la variété d'espèce, d'organisation, de causes, etc.

Il faut aussi ne pas oublier que ce n'est qu'après le premier septénaire de la maladie chez l'homme (ce n'est que du neuvième au douzième jour), qu'on rencontre les lésions intestinales dont il s'agit; tandis que nos animaux succombent souvent avant ce temps, surtout si on a eu recours à certaines médications, aux médications antiphlogistiques ou contre-stimulantes. Il ne faut pas se laisser tromper par la forme qui peut quelquefois induire en erreur sur ce point.

C'est ordinairement dans les dix ou douze premiers jours ou plus tôt que nos malades meurent, si surtout l'on n'est pas fixé sur la nature de cette maladie, et que l'on saigne et fasse usage du régime blanc diététique.

Si, dans ces cas, les malades ne meurent pas, ils traînent en longueur et se relèvent difficilement (ou bien encore, dans nos régiments, ils terminent leur existence par la morve et le farcin). C'est ce qui arrive surtout dans nos campagnes, dans les pays marécageux où la maladie typhoïde est fréquente sous la forme abdominale, lente surtout, et où les paysans, avec leur gros bon sens, lui donnent le nom de maladie de sang...

La doctrine, du reste, qui voit toute la maladie dans les lésions est-elle bien fondée? Je ne le pense pas. C'est l'organisme, c'est, comme le disait il y a peu de temps, un de nos plus éminents publicistes, la soi-disant doctrine des affections d'organe. Doctrine d'après laquelle il n'y aurait de maladie que les lésions, toute la maladie serait dans les organes lésés et dans les réactions auxquelles ces lésions peuvent donner lieu. D'après les partisans de cette doctrine, il n'y aurait rien au delà et il serait inutile de s'en occuper.

C'est avec cette croyance que le médecin, ne voyant des maladies que leurs manifestations, prend constamment *le reflet pour la chose.*

Ainsi, dans les fièvres typhoïdes dont nous nous occupons, il prend la lésion intestinale pour la maladie; dans la variole, c'est l'éruption pustuleuse (M. Piorry la nomme dermite); dans la morve, la rhinite; dans le catarrhe, la lésion bronchique; dans l'arthropathie, l'adénite; dans la scrofule, l'ophtalmie; dans le rhumatisme, l'arthrite, etc.

Je demande aux praticiens observateurs, aux vétérinaires de bonne foi qui ne sont point engagés par leurs écrits ou autrement, où peut conduire une pareille doctrine. On peut être certain que, comme résultats pratiques, elle mène le plus souvent aux plus cruelles déceptions.

C'est d'après de nombreuses observations et de nombreuses comparaisons que nous croyons devoir rejeter une pareille doctrine.

A peu près fixé sur la ressemblance qu'il peut y avoir entre la maladie que nous avons cherché à décrire et la fièvre typhoïde de l'homme, voyons s'il ne nous serait pas possible de nous fixer sur la nature de cette affection; voyons si elle consiste en une simple pneumo-entérite, comme le pensent plusieurs de nos confrères, ou bien si elle n'est pas plutôt une altération générale du sang qui prend la forme de l'entérite, de la pneumonie, ou, comme cela arrive assez souvent, de ces deux affections réunies.

Il y a là toute une question de principe et de nature de la maladie.

Ou bien, en effet, on considère celle-ci comme une altération primitive du sang, et alors les lésions intestinales et pectorales ne sont que secondaires, ou bien elle débute par une phlegmasie du poumon, des plèvres ou de la muqueuse intestinale, et alors l'altération du sang et les autres accidents observés pendant le cours de la maladie ne peuvent être considérés que comme consécutifs.

Pour obtenir les éclaircissements que nous désirons, abandonnons la question de doctrine, les idées théoriques; n'interrogeons que les faits, que la nature, que la symptomatologie, et nous verrons que, dès les premiers jours de la maladie, tout indique déjà une altération profonde, une affection générale de tout l'organisme, suffisamment démontrée par l'état général du malade, son faciès, sa faiblesse extrême, sa marche vacillante, son état de stupeur, l'état de ses sécrétions, celui du système sanguin capillaire indiqué par la coloration particulière des conjonctives, par les pétéchies qui les recouvrent, la fluidité du sang, qui ne se montre que dans les maladies graves, sa consistance en quelque sorte sirupeuse, sa couleur terne ou jaunâtre, ou verdâtre, etc., etc.; partout cet appareil symptomatologique, enfin, nous dit assez clairement que nous avons affaire à une affection très grave, prenant sa source dans une altération plus ou moins profonde du fluide nourricier (de la chair coulante de Bordeu), qui, incapable ici de porter dans tous les organes, comme dans l'état de santé, la chaleur et la vie, n'y porte que la destruction et la mort, si l'on ne s'empresse, par des moyens appropriés, de combattre ces malheureuses dispositions.

A cet état de choses succède bientôt une altération organique qui, selon certaines circonstances qu'il n'est pas toujours facile de distinguer, se déclare, soit sur le tube intestinal, soit sur les organes renfermés dans la cavité thoracique, soit même sur ces deux appareils à la fois, avec des accidents plus ou moins variés et un cortége de symptômes propres à ces affections particulières, symptômes que nous avons décrits dans quelques-uns des chapitres précédents.

Voilà pour la symptomatologie générale et pour l'affection locale ou l'organopathie de cette maladie. Interrogeons maintenant l'étiologie, et nous verrons que, là encore, nous serons conduits naturellement à admettre que la maladie dont il est ici question consiste d'abord dans une altération primordiale du sang. S'il se rencontre quelques cas pour la forme typhique abdominale où l'on ne peut reconnaître les causes que nous avons signalées pour cette maladie, ces cas sont exceptionnels. Nous avons par devers nous quelques-uns de ces faits, mais ils sont rares ; car, quand on veut bien chercher, on finit toujours par trouver qu'il n'y a pas d'effet sans cause. C'est ainsi que nous sommes arrivé à acquérir la certitude que les causes que nous avons assignées à ces maladies sont bien celles existantes.

Il nous semble, en effet, qu'on ne peut les nier quand on a pu observer des faits semblables à ceux qui se sont passés pendant les années 1854 et 1855 sur les chevaux de remonte. Par suite des nombreux achats qui ont été faits dans ces années, les causes mentionnées dans ce mémoire ont existé en grand. Elles ont été surtout l'émigration, l'agglomération, le travail prématuré, les mille tracasseries d'un nouveau service, une température froide et humide, et surtout un apprêt à la vente, causes prédisposantes des affections catarrhales d'abord, et, par suite de quelques autres circonstances particulières, des maladies que nous venons d'étudier, des affections typhoïdes enfin.

Tel est le résumé des symptômes de ces affections et celui de leurs causes.

Maintenant qu'on nous dise si, quand les effets suivent d'aussi près les causes, et que ces effets s'observent à la fois sur un aussi grand nombre de chevaux qu'on a pu le voir en 1855, s'il est possible de nier leur existence et leur action fâcheuse sur la santé des animaux.

De ce qui précède, je crois qu'on peut logiquement

conclure ceci, c'est que la maladie que nous avons cherché à décrire consiste primitivement en une altération plus ou moins grande du sang, et que ce n'est que consécutivement à cette altération que la pneumonie ou l'entérite se développe.

A notre avis donc, l'épithète de pneumo-entérite avec altération du sang ne conviendrait point à cette maladie, et lui est bien moins applicable que celle de fièvre typhoïde, parce qu'elle entraine avec elle des idées médicales qui, nous le croyons du moins, ne sont pas justes; elle ferait, en effet, supposer ce qui n'est pas, c'est-à-dire que les altérations organiques sont primitives et non secondaires.

Nous étant déjà expliqué sur ces idées qui appartiennent à une école qui n'est pas la nôtre, l'école anatomico-pathologique, nous ne pensons pas devoir revenir sur ce que nous en avons dit.

UN MOT ENCORE SUR LES AFFECTIONS CATARRHALES AVANT L'EXPOSÉ DES FAITS.

N'ayant pas peut-être exprimé assez clairement notre manière de considérer les affections catarrhales, leurs complications ou leur transformation en fièvre typhoïde ou putride, nous allons y revenir en quelques mots.

Quels que soient l'âge et les conditions diverses où se trouvent les chevaux, ces affections se montrent toujours avec les mêmes symptômes caractéristiques, les mêmes périodes, la même marche, la même terminaison, qu'elles soient observées à l'état sporadique ou à l'état épizootique. Elles forment selon nous un groupe ou genre de maladies parfaitement distinct.

Seulement, sur les chevaux refaits, jeunes ou vieux, se trouvant dans les conditions énoncées précédemment, ces maladies prennent plus facilement les formes épizootique, adynamique, gangréneuse, anémique, etc. Les complications de paraplégie, de fourbure et d'arthrite sont aussi assez fréquentes. Les anciens les signalent aussi dans les fièvres putrides et adynamiques, observées de leur temps, comme aujourd'hui, dans les régiments de cavalerie et dans les dépôts d'étalons; partout enfin où les animaux se trouvent réunis en grand nombre.

De même, la gourme, chez les jeunes chevaux de remonte, qui sont dans les mêmes conditions que d'autres plus âgés et refaits, a la plus grande analogie avec ces affections. Il nous paraît naturel de penser, avec M. Huzard fils, que cette maladie tient d'une crise et d'un catarrhe. L'abcès typique intermaxillaire ou parotidien est surtout ce qui la distingue ; sa durée aussi est plus longue ; les complications d'angine avec râle grave, qui ne doivent pas généralement inquiéter le praticien, sont également plus fréquentes. A part cela, son histoire naturelle est la même.

Selon nous donc encore, le nom de fièvre muqueuse, catarrhale, pituiteuse ou adéno-méningée, employé par les anciens, convient mieux à cette classe de maladies que les noms de bronchite, d'angine, de rhinite, etc., qu'on leur donne généralement ; et cela parce que ces derniers entraînent avec eux des idées de localisation très-préjudiciable dans la pratique (1).

---

(1) J'ai entendu avec intérêt, à l'Académie de médecine, la lecture d'un remarquable travail de M. Cazalas, médecin principal de 1re classe, sur le typhus d'Orient. Dans ce mémoire, le savant praticien fait, il me semble, preuve d'un esprit philosophique et observateur peu commun. S'appuyant sur un grand nombre de faits recueillis pendant la guerre de Crimée, il comprend toutes les affections typhoïdes dans un même genre : le typhus, la fièvre typhoïde, le typhus Faver, l'abdominal typhus, les fièvres graves avec stupeur, les accidents typhiques compliquant les maladies intercurrentes... Ces maladies, dit-il, forment un genre aussi distinct que les genres intermittent, varioleux, morbilleux, scarlatineux, etc., etc. Cependant, ainsi qu'il le fait observer, il n'en faut pas moins, dans la pratique comme dans les descriptions, distinguer ces diverses affections.

En effet, l'état fébrile ou fièvre précède constamment l'affection locale ou l'organopathie; ce sont toujours aussi les mêmes causes qui lui donnent naissance; enfin elle a presque toujours pour siége de prédilection la muqueuse de l'appareil respiratoire.

Néanmoins, dans quelques cas, si l'élément catarrhal vient à être détourné de sa voie naturelle, la maladie pourra prendre une autre forme et changer de nature même, ainsi que cela se voit quelquefois. A l'élément catarrhal s'ajoute alors un autre facteur, un autre élément, ou typhique ou gangréneux le plus souvent. Dans ces cas, outre les causes prédisposantes de la maladie typhoïde ou putride, ce qui est tout un, il y a probablement intoxication miasmatique animale, provenant surtout de l'encombrement des malades ou de la putréfaction de détritus animaux.

Mais le plus ordinairement, à l'état épizootique même, la fièvre catarrhale, convenablement traitée, existe seule avec quelques accidents typhiques ou autres venant la compliquer parfois.

Voici maintenant dans quelles conditions j'ai pu étudier en grand cette maladie, — la plus répandue assurément de toutes celles qui affectent les chevaux de l'armée —, sous la forme épizootique, outre les cas observés tous les jours.

1° En 1845, pour la première fois, étant en garnison à Tours, attaché en qualité d'aide-vétérinaire au 4e régiment de Chasseurs, j'ai pu suivre cette maladie sur une grande échelle, sous la direction intelligente de M. Auboyer.

A cette époque, il faut le dire, j'étais loin d'avoir une

idée arrêtée sur sa nature, malgré de nombreuses autopsies et plusieurs analyses chimiques du sang des malades.

Une étude plus approfondie de la maladie et du sujet, — du réactif naturel par excellence, mais bien mobile, bien changeant —, nous aurait probablement mieux renseigné que toutes les analyses chimiques.

2° De 1850 à 1854, pendant trois ou quatre ans, étant à Angers, où je n'avais à traiter que des chevaux de remonte, j'ai pu étudier cette maladie avec plus de soin, y ayant été engagé par un concours ouvert sur ces affections par Son Excellence M. le Ministre de la Guerre.

La saignée fixa surtout mon attention. Ayant observé depuis longtemps qu'elle était contraire dans ces maladies, plusieurs expériences, faites avec soin, ne firent que m'en convaincre. Dans mon mémoire de concours, j'ai fait connaître avec détail dans quelles circonstances ces expériences avaient été faites.

3° Dans les premiers mois de 1854, étant en garnison à Poitiers, avec le 10e régiment de Dragons, j'eus encore l'occasion de voir ces affections en grand, sur de nombreux détachements de chevaux de remonte venant des dépôts de Normandie, de Bretagne, du Poitou et d'Anjou, se rendant dans les différentes garnisons de France.

4° En janvier, février et mars 1855, étant à Schlestadt, avec le dépôt du 10e Dragons, j'ai eu également à traiter, par un froid très intense, un grand nombre de chevaux atteints de cette maladie, tous venant de la remonte de Paris par les voies ferrées.

L'observation de cette épizootie nous a fourni le sujet d'un mémoire assez étendu, suivi de huit faits dont six venaient d'être recueillis sur les lieux mêmes.

Dans ce travail, nous cherchions aussi à réfuter certains passages d'une critique trop sévère peut-être, faite par un de nos plus savants professeurs, au sujet d'une brochure que venait de faire paraître un des praticiens les plus expérimentés de France, Loiset de Lille.

5° La même année, nommé au train de la Garde, lors de sa formation, je pus étudier cette maladie sur un grand nombre de chevaux venant également de la remonte de Paris, aidé, dans ce cas, des conseils et des observations nombreuses de deux de nos confrères, M. Auboyer, vétérinaire en chef, dirigeant le traitement, et notre estimable camarade Gaudel, aujourd'hui vétérinaire en premier au 10e régiment de Cuirassiers.

Cette dernière observation me fournit le sujet d'un travail qui a paru dans le *Journal des Vétérinaires du Midi*, année 1856, cahiers de juillet et août. Dans ce mémoire, je faisais le résumé d'observations recueillies sur 206 malades, dont 92 pour fièvre typhoïde sous différentes formes, 124 pour fièvre muqueuse ou catarrhale, et 20 pour autres cas.

6° La campagne d'Italie nous fournit enfin une dernière occasion d'observer cette affection.

Parti de Paris le 7 mai 1859, avec 260 chevaux, dont 156 nouvellement arrivés au corps, nous arrivons à Gênes le 12 au matin, et, à une heure, nous débarquons, et nous sommes cantonnés à six ou huit kilomètres de là, à Teglia et dans deux villages voisins.

Le 16 mai, neuf jours après notre départ de Paris, il

y avait déjà 26 malades à l'infirmerie, dont 3 avec des complications de paraplégie remarquable. En outre, un grand nombre de chevaux étaient également sous le coup du mal. Ils mangeaient à peine leur ration et se tenaient à l'écurie au bout de la longe, comme endormis, couvant la maladie, si l'on peut ainsi dire ; ils étaient aussi plus paresseux, plus lents dans leurs mouvements. Il était facile enfin, pour un œil quelque peu exercé, de voir que tous, à peu près, étaient sous l'influence maladive.

Ainsi, dès le début de la campagne, tous étaient affectés de la maladie avec des formes et des complications diverses. Dans un instant, je raconterai avec quelques détails un ou deux des cas les plus intéressants.

Constatons, en passant, qu'il n'y a eu, dans le cours de cette épizootie catarrhale, que quelques états typhiques peu graves. Les cas d'anémie, d'œdème et d'anasarque même, de morve aiguë, gangréneuse, ont été plus fréquents ; mais cela tenait à des causes particulières faciles à apprécier. En effet, ces accidents se sont seulement montrés sur les chevaux d'un peloton resté plus longtemps en mer que les autres, dans un bâtiment où ils étaient mal sous tous les rapports. Aussi, sur tous les chevaux malades de ce peloton seulement, les affections catarrhales ont pris des caractères graves. L'obligation aussi où l'on se trouvait de tenir les malades à la corde par une température des plus inconstantes, froide et humide, n'y a pas peu contribué.

1re Observation. — *Fièvre catarrhale bénigne, observation recueillie sur un sujet qui a été soumis à des moyens prophylactiques convenables.*

Ainsi que je l'ai déjà dit, étant à peu près fixé sur les causes de ces affections, il doit être facile, par des moyens hygiéniques appropriés et bien distribués, sinon de les prévenir complétement, au moins de les empêcher d'être graves, malignes.

L'exposé du fait dont il s'agit, en même temps qu'il nous fera connaître ces moyens, nous donnera aussi l'histoire d'un de ces cas simples de fièvre muqueuse. Le voici : Le 6 septembre 1855, nous avons reçu de la remonte de Paris, pour seconde monture, un cheval de six ans, sous poil bai châtain clair, rubican, d'un tempérament sanguin-nerveux ; ce cheval était très gras, bouffi.

A son arrivée au Corps, je l'ai mis à la paille et aux deux tiers de la ration d'avoine. Je lui ai fait faire deux petites promenades par jour, une le matin, de demi-heure, et l'autre le soir, d'une heure au moins.

Dix jours après son arrivée, je l'ai monté pour voir ce qu'il était, et rien en lui n'indiquait qu'il fût malade, si ce n'étaient les yeux, qui étaient chassieux le matin. La promenade que je lui ai fait faire a été de neuf ou dix kilomètres seulement ; elle a été faite sagement.

Le lendemain et le deuxième jour surtout de cette promenade, je trouve le matin mon cheval avec les jambes très engorgées, mais surtout celles de derrière ; l'œil gauche était légèrement chassieux depuis deux ou trois jours, et la conjonctive de ce côté était aussi infiltrée, légèrement jaunâtre. L'œil droit n'était pas chassieux, et sa conjonctive présentait les signes de la santé. — Chose singulière : les membres du bipède latéral gauche sont aussi plus engorgés que ceux du bipède latéral droit ! Mon cheval est dans un coin, et à sa gauche se trouve le mur. La fraîcheur du mur serait-elle la cause de cette particularité ?.

Toutes les autres fonctions de l'économie se font bien en apparence. Pourtant il y a un peu moins de gaîté ; il y a toujours de l'appétit.

Traitement. — Pour remédier à cet engorgement des membres, à cette espèce d'hydropisie du tissu cellulaire des extrémités, à ce petit vice de sécrétion enfin, je cherche à rappeler, à activer les fonctions de la peau par l'usage des couvertures, qu'on tient sur mon malade nuit et jour ; puis, j'applique un très long séton au poitrail, *animé avec l'essence*. On continue les deux promenades chaque jour, et on fait boire à l'eau légèrement tiède.

Le lendemain de l'application du séton, on voit qu'il a produit un effet remarquable ; il y a au poitrail un engorgement considérable. Cet engorgement gêne beaucoup notre malade, et fait développer en lui une légère fièvre qui le rend un peu plus triste, plus endormi ; ses crottins sont rendus petits, secs, marronnés, répandant une assez forte odeur.

Régime. — Pour remédier à ce petit état de fièvre et d'échauffement du côté du ventre, je fais supprimer l'avoine du soir, et je la fais remplacer par un petit barbotage légèrement tiède. Je donne toujours la paille brisée, seulement j'y fais ajouter quelques parcelles de foin.

Trois jours après l'usage des couvertures, de ce régime et de ces soins, l'engorgement œdémateux des membres avait disparu ; les synoviales articulaires étaient seulement restées un peu engorgées, gonflées.

Le cinquième jour de son application, le séton commence à suppurer. Il a d'abord donné un pus assez mauvais, séreux, sanieux, caillebotté, puis il a été meilleur, puis moins bon, clair, peu consistant, répandant une assez mauvaise odeur, et enfin il est devenu de bonne nature, louable, crémeux ; le malade est très gai, il peut être considéré comme guéri.

On a fait continuer à ce cheval le petit barbotage pendant six jours seulement, et aussitôt que la suppuration du séton a été bien établie, on l'a remis aux deux tiers au plus de la ration d'avoine et à la paille.

Après cela mon cheval était en état, mais sans être bouffi ; il était frais, gai, dispos, en bonne qualité, et il put sans inconvénient être mis au travail. Les conjonctives étaient dans leur état naturel.

Ainsi, vingt-cinq jours d'un régime convenable, des soins et du traitement si simple que nous venons de faire connaître ont suffi pour désempâter, pour débourrer notre cheval, pour l'engrainer et le mettre en état de travailler. Nous devons dire aussi qu'il a eu la couverture nuit et jour. C'est que la peau est un des principaux émonctoires de l'économie, et il ne faut pas oublier que les cinq huitièmes des produits excrémentitiels sont éliminés par là.

Ce fait a été recueilli lors de la formation du Train de

la Garde, en 1855. De quarante chevaux d'officiers fournis par la remonte de Paris, à la même époque, cinq ou six seulement n'ont pas été malades.

Ceux qui n'ont pas subi la maladie ont été soumis au régime que nous venons de faire connaître ; ils n'ont pas été montés, tracassés, et ils ont été couverts nuit et jour.

2me Observation. — *Fièvre catarrhale compliquée de paraplégie. — Fait recueilli au début de la campagne d'Italie.*

Le 14 mai 1859, un cheval de 6 ans, bai châtain zain, nous est présenté malade, ayant laissé, le matin, une partie de sa ration. C'est une bête d'un tempérament mou, lymphatique, bouffi par suite de l'apprêt.

Causes. — Une véritable constitution médicale catarrhale existe depuis quelques jours, et peut être considérée comme une cause prédisposante de cette affection. Le temps est froid et humide, il pleut continuellement.

Puis, si l'on joint à cela l'état du sujet, les mille tracas de la toilette, de la marque, du harnachement, du transport par les voies ferrées et par mer, on aura les causes de cette affection. Il est bon d'observer cependant que les anciens chevaux n'ont pas été malades, bien qu'ayant été soumis à quelques uns de ces tracas. Donc il y avait, en outre de ces dernières causes, la prédisposition particulière des nouveaux arrivés.

Symptômes. — Tristesse, tête basse, faiblesse dans la marche avec un léger vacillement du train de derrière ; rein raide ; poil terne, piqué ; flanc légèrement retroussé,

Les yeux sont chassieux, les conjonctives infiltrées et d'un rouge jaunâtre ; la bouche est chaude, sèche et pâteuse ; l'artère est tendue, molle, le pouls faible, donnant 50 pulsations à la minute. Le malade fait entendre quelques quintes de toux grasse, et il s'écoule par les naseaux un mucus jaunâtre, légèrement adhérent aux ailes du nez.

Les mouvements respiratoires ne présentent rien d'anormal ; le tour de la gorge légèrement comprimé, le malade n'en témoigne aucune douleur.

Diagnostic. — Fièvre catarrhale ordinaire sans gravité.

Pronostic. — Favorable.

Traitement. — Application au poitrail d'un long séton animé avec de l'essence de térébenthine. Puis sont donnés au malade deux petits barbotages clairs, avec addition de cent grammes de sulfate de soude dans chacun ; foin et paille en mélange ; deux lavements à l'eau de son ; repos, abondante litière ; couverture de laine conservée nuit et jour. Les yeux, les naseaux et la bouche sont épongés à fond deux fois dans la journée.

Le 15, même état ; seulement les conjonctives me semblent d'un rouge plus vif. On continue les mêmes soins.

Le 16, au matin, le malade est trouvé couché, ne pouvant se relever. Lorsqu'on l'excite vivement avec le fouet, il cherche bien à se mettre sur ses jambes, mais l'arrière-main ne peut le soutenir ; les jambes de derrière fléchissent sous le poids du corps. Il y a aussi un peu plus de gêne dans les mouvements respiratoires ; à des intervalles de temps assez rapprochés, le malade fait entendre de longues expirations plaintives. Mais ce qui me frappe surtout ce sont les conjonctives, elles sont turgescentes, et d'un rouge vif en nappe très-prononcé. Cet état des conjonctives, du pouls et de l'embonpoint apparent fit que j'eus un instant envie de saigner. Puis, tout bien compté, me rappelant les expériences que j'avais faites et plusieurs observations dont j'avais été témoin, où toujours cette opération, dans des cas analogues, avait été préjudiciable, je ne saignai pas.

L'appétit se conserve encore, le malade prend, étant couché, les petits barbotages qu'on lui donne, et quelques parcelles de foin et de paille.

Traitement. — Application de trois nouveaux sétons fortement animés à l'essence, deux aux fesses et deux au poitrail; vigoureux bouchonnements sur tout le corps, et frictions d'essence sur les reins; trois barbotages clairs, farineux, additionnés de cent grammes de sulfate de soude dans chacun; trois lavements à l'eau de son avec quelques gouttes d'essence; foin et paille en mélange; soins de propreté, abondante litière, etc.

Le 17, le malade est un peu mieux. Deux fois par jour on cherche à le faire lever pour le forcer à se donner quelque exercice; mais il ne peut se soutenir. A force d'hommes, on le met bien debout un instant; mais les jambes de derrière surtout fléchissent. Cependant on remarque, chaque fois, un léger mieux; il a un peu plus de force.

Pendant le peu de temps qu'il est resté debout, il a fienté et uriné abondamment. Ses crottins, sans être durs, sont moulés et recouverts d'une légère couche de mucosités.

Les sétons des fesses et du poitrail ont produit un engorgement très-sensible, volumineux.

Continuation de la même médication.

Le 18, au matin, on peut faire lever le malade et le faire aller, en le soutenant, de l'écurie où il se trouve, dans une autre, distante de celle-ci de 100 mètres environ. La nouvelle écurie est plus grande et permet facilement de lui donner les soins qu'exige son état. Debout, notre malade a encore fienté et uriné en grande quantité, Le soir, on peut le faire lever, et il reste quelque temps debout, se soutenant seul.

Le 19, le mieux se continue. Le malade s'est levé deux fois dans la journée et s'est maintenu debout pendant trois quarts d'heure au moins. Les conjonctives sont moins rouges, moins turgescentes; le faciès est meilleur; le malade est plus gai, moins indifférent à ce qui se passe autour de lui; il continue à se lever seul et fiente et urine abondamment. On remarque dans les crottins, plus mous que d'habitude, quelques dépôts fibrino-albumineux.

Les sétons, lorsqu'on presse sur leur trajet avec les doigts, commencent à donner un pus séreux, jaunâtre, caillebotté.

Une jointée d'avoine est ajoutée au barbotage du matin.

Le 20, le malade se lève seul et se soutient longtemps debout; on peut lui faire faire deux petites promenades de 150 à 200 pas environ.

Les sétons donnent une grande quantité de pus mal lié encore; il est séreux, jaunâtre, grumeleux, filant.

Le barbotage du matin est remplacé par un quart de la ration d'avoine.

Le 21 et le 22, le malade se tient debout très-longtemps. On lui fait faire deux promenades de trois quarts d'heure chacune, en les entremêlant de quelques petits temps d'arrêt. Les sétons donnent toujours un pus abondant et de meilleure nature. Les frictions d'essence de térébenthine sur les reins sont supprimées. On fait boire de l'eau blanchie, le matin, et on donne un tiers environ de la ration d'avoine. Le soir, on donne un barbotage, et on a soin d'augmenter la ration de foin dans le mélange.

Le 23, on se met en route pour aller de Teglia à Alexandrie, trois étapes, sans trop savoir si notre malade, et deux autres dans le même cas, pourront y arriver. A partir de ce jour, on donne deux avoines et un barbotage le soir.

Ainsi en route, à mi-étape environ, pour ce malade, comme pour une vingtaine d'autres les plus malades de l'infirmerie, dans un endroit choisi, où se trouvait un cours d'eau convenablement disposé, on les faisait boire au seau, et, après qu'ils avaient bu, on leur donnait un tiers environ de la ration d'avoine. C'est en prenant ces petites précautions qu'il a été possible d'arriver assez facilement à destination.

La première étape, de Teglia à Busalla, était de 12 kilomètres environ; la deuxième, de Busalla à Novi, était bien plus longue, 25 kilomètres au moins; la troisième, de Novi à Alexandrie, était de 10 à 12 kilomètres.

Il est bon de faire observer que ce petit voyage a été avantageux à tous les malades.

A partir du 25, jour de notre arrivée à Alexandrie, notre cheval est considéré comme guéri. Les quatre sétous sont supprimés successivement. Le 4 juin, il n'en avait plus. Le 17, il sort de l'infirmerie en parfait état de santé.

Jusqu'au jour où ce cheval a été livré à l'agriculture, il y a quelques mois, il a toujours fait son service de l'escadron et ne s'est plus ressenti de sa paraplégie.

3me Observation. — *Fièvre catarrhale compliquée de paraplégie. — Fait également recueilli pendant la campagne d'Italie.*

Le 15 mai 1859, Brogue, cheval de six ans, de race normande, nous est présenté malade, pouvant à peine se soutenir. Son train de derrière est vacillant; on croirait, pendant la marche, qu'il n'appartient point au reste du corps. C'est du reste une bonne bête sous tous les rapports, d'un tempérament sanguin, légèrement lymphatique, servant de monture à un brigadier. Au dire du cavalier, elle ne mangeait pas entièrement sa ration depuis quelques jours.

Symptômes. — Pour ne point me répéter inutilement, je ne raconterai pas au long l'histoire de cette maladie; Je ne ferai que signaler les principales particularités qui se sont présentées.

Sur ce malade, la paraplégie est moins fortement accusée; il est moins abattu, moins indifférent à ce qui se passe autour de lui; il cherche plus souvent à se lever; si on l'aide, il se soutient mieux que l'autre sur ses jambes. Les conjonctives sont aussi moins tuméfiées, moins turgescentes; elles n'ont pas cette couleur rouge-vif en nappe observée sur l'autre sujet.

Ces restrictions faites, l'état général est le même.

La maladie étant due aux mêmes causes, a eu aussi une même marche et une même terminaison. Seulement la durée a été un peu plus courte, mais cela a tenu, je le suppose, au meilleur tempérament du sujet, à sa nature mieux trempée.

Le malade est sorti de l'infirmerie le 10 juin; il y était entré le 15 mai. Il est encore à l'escadron du Train de la Garde, où il fait un très bon service.

4me Observation. — *Fièvre catarrhale compliquée de paraplégie, recueillie dans les mêmes circonstances que les deux précédentes.*

Le 17 mai 1859, Bramina, portant le numéro matricule 1,054, d'un bon tempérament, de race bourbonnaise, se trouve prise de fièvre catarrhale avec complication de paraplégie. Cette maladie n'ayant rien de particulier à noter, je ne fais non plus que la signaler en passant. Je crois devoir faire observer cependant que cette bête a été montée pour un service pressant, étant sous l'influence maladive, et j'attribue en grande partie l'accident paraplégique à cette cause.

Elle est sortie de l'infirmerie le 14 juin, et elle y était entrée le 17 mai. On l'a réformée et elle a été vendue en Italie le 30 juillet.

5me Observation. — *Fièvre typhoïde grave. — Cas mixte dans lequel les altérations pectorales semblent dominer.*

Le 13 janvier 1855, un cheval de race anglaise, fortement établi, propre à l'arme de la ligne, portant le numéro matricule 4,227, se trouve pris de fièvre typhoïde.

Causes. — En outre de l'apprêt, de l'émigration, de l'agglomération et des mille tracas qu'on est forcé de faire subir aux chevaux arrivant dans les corps, il faut signaler ici l'influence très grande d'un froid vif, au sortir d'une écurie chaude de marchand.

Puis, après avoir traversé la capitale pour se rendre du quartier Marbeuf à la gare du chemin de fer de l'Est, cette bête a été mise dans un wagon où elle est restée, légérement couverte, pendant trente-six ou quarante heures, bien qu'ayant pris chaud dans ce petit parcours. Elle faisait partie d'un convoi de soixante chevaux qui se trouvaient dans le même cas. Aussi, sept jours après leur arrivée à Schlestadt, où la neige couvrait la terre, onze étaient à l'infirmerie, affectés de la fièvre typhoïde, et dix-sept de fièvre muqueuse sous les formes de bronchite, d'angine, de rhinite, etc.

Je dois faire observer que ce sont les chevaux les plus fins, les plus distingués, qui sont le plus gravement malades. Cela se comprend : ces animaux étant plus chauds, plus irascibles, se tracassent beaucoup et par suite entrent vite en sueur ; d'où résultent des arrêts de transpiration plus fréquents, plus faciles. Les changements, les tracas qu'ils éprouvent agissent aussi plus fortement sur le moral que sur celui des races plus communes.

Symptômes. — Ce qu'il y a de frappant tout d'abord dans l'état de ce malade, c'est son faciès morne, éteint, avec la tête lourde, tombant très bas ; on peut à peine la lui faire lever pour explorer le pouls, les conjonctives et la bouche. C'est la raideur, la tension et l'agitation du flanc ; les naseaux sont spasmodiquement dilatés et font un mouvement de va et vient à chaque acte respiratoire ; l'expiration est surtout remarquable en ce qu'elle présente un soubressaut semblable à celui qu'on observe sur les chevaux poussifs au 2me ou au 3me degré. Par l'auscultation, on perçoit un bruit confus dans toute l'étendue de la poitrine et le râle trachéo-bronchique en avant du poitrail. L'artère est légèrement tendue, raide, et le pouls vite, donnant cinquante à cinquante-cinq pulsations à la minute ; les conjonctives sont rougeâtres, infiltrées, et, sur l'œil gauche, à l'angle nasal, elles présentent une large tache noire ecchymotique ; la bouche est chaude, sèche et pâteuse ; sa muqueuse est jaunâtre, terne ; de temps en temps, le malade fait entendre quelques quintes de toux sèche, et manifeste aussi des signes de légères coliques ; par moment il piétine sa litière et regarde son flanc. La chaleur générale a baissé, les oreilles et les extrémités sont froides, et on observe aussi des frissons généraux, des espèces de petits accès de fièvre. Une saignée exploratrice nous donne un sang de couleur rouge-terne, se coagulant lentement. Le caillot blanc est jaunâtre, assez mal lié, présentant quelques stries sanguines dans sa substance. Le caillot noir est foncé en couleur, légèrement diffluent, caillebоté.

Diagnostic. — Fièvre typhoïde grave, cas mixte de la maladie typhoïde, dans lequel cependant les altérations pectorales dominent, ce me semble.

Pronostic. — Incertain.

Traitement. — Régime, soins. — Opiat tonique donné en deux fois, composé de :

Miel	. . . .	125 grammes.
Poudre de gentiane	. . . . .	30 gr.
Alcoolé de quinquina	. . . .	20 gr. deux cuillerées à bouche ordinaire.
Poudre de réglisse	. . . . .	q. s.

Application de quatre sétons, deux au poitrail et un de chaque côté de la poitrine.

Quatre petits barbotages légèrement tièdes sont donnés dans la journée, le matin, à midi, à quatre heures et le soir à la botte, avec une jointée de foin et de paille mélangés chaque fois ; trois lavements à l'eau de son ; abondante litière ; deux couvertures de laine bien chaude sur le malade.

Le 14, la maladie reste stationnaire ; seulement, on observe quelques alternatives de chaud et de froid. L'inappétence est à peu près complète. Le malade a uriné plusieurs fois, mais avec peine ; son urine est rougeâtre, filante, chargée, très-odorante. Il a aussi fienté ; ses crottins sont durs, mouillés, coiffés et mélangés à des grumeaux fibrino-albumineux. On remarque toujours par moments des signes de légères coliques ; le malade piétine sa litière et regarde son flanc. L'artère est toujours tendue, raide ; le pouls est serré et donne cinquante pulsations à la minute.

La médication indiquée ci-dessus est continuée. On a soin de laisser le malade tranquille, se contentant seulement de lui éponger à fond, deux fois par jour, les yeux, les naseaux et la bouche.

Le 15, dans la soirée, j'observe un léger mieux ; le malade mange entièrement le petit barbotage qu'on lui donne, tandis qu'avant il ne faisait que boire en partie l'eau blanchie qu'on lui offrait, et laissait la farine et le son au fond de la barbotoire. L'urine est plus facilement rendue ; elle est moins rouge, moins chargée. Les crottins sont un peu plus noirs, toujours coiffés et mélangés à des grumeaux fibrino-albumineux.

Le 16 et le 17, le mieux est très sensible; la tension générale de tout le corps a cessé en grande partie, la peau est chaude, souple et légèrement moite, la respiration est moins agitée, on ne compte plus que vingt-cinq mouvements respiratoires à la minute.

Les sétons donnent abondamment un pus de mauvaise nature.

Le 18 et le 19, le malade commence surtout à relever la tête et n'est plus aussi indifférent à ce qui se passe autour de lui ; l'état comateux, typhique, disparaît insensiblement ; l'appétit reprend ; le flanc surtout s'est détendu et est devenu plus calme ; on ne compte plus que vingt mouvements respiratoires par minute ; l'artère, plus pleine, plus molle, ne bat plus que 45 à 50 fois à la minute ; la peau est souple, chaude et moelleuse ; les frissons généraux et les petits accès de fièvre ont disparu; le malade s'approche de la mangeoire, au lieu de s'en éloigner comme il le faisait les premiers jours.

La même médication et les mêmes soins sont continués. Le 19, la moitié de l'opiat seulement est donnée au malade ; une petite jointée d'avoine est ajoutée au barbotage du matin.

Du 19 au 24, on suit le même traitement.

Le 25, on supprime l'opiat et le barbotage du soir ; un quart de la ration d'avoine est donné le matin. A partir de ce jour, les sétons donnent un bon pus. Le séton du côté gauche de la poitrine est enlevé.

Le 28, le malade est considéré comme guéri; un autre séton est ôté. L'animal reçoit avoine le matin, avoine le soir et un léger barbotage clair avec la botte de midi. On a le soin seulement de le faire encore boire à l'eau légèrement dégourdie.

Le 10 février, tous les sétons sont supprimés, et depuis quatre jours le malade est à la ration réglementaire.

6me Observation. — *Fièvre typhoïde ayant une très grande ressemblance avec la précédente.*

Le 14 janvier 1855, un cheval de sept ou huit ans, espèce de double ponet, sous poil alezan, d'un tempérament sanguin-nerveux, se trouve pris d'une maladie semblable à celle que nous venons de faire connaître ; seulement elle a existé à un moindre degré, avec moins d'intensité.

Causes. — Elles sont absolument les mêmes que pour l'autre observation. Ce qui frappe aussi dans la maladie de ce cheval, c'est l'abattement général et la pesanteur de la tête, la raideur de tout le corps et la tension du ventre ; c'est le flanc cordé, l'agitation de la respiration et l'expiration saccadée, entre-coupée comme dans la pousse ; c'est l'infiltration des conjonctives et leur couleur rouge-jaunâtre ; c'est enfin la sécheresse de la bouche, l'inappétence, la somnolence, le regard morne, éteint, stupide, les piétinements et les signes de légères coliques. Chez ce malade cependant les quintes de toux ont été plus fréquentes que chez l'autre. Les troubles pectoraux ont peut-être été plus prononcés.

Disons en passant que cette distinction des formes est parfois peu sensible, et qu'elle est souvent difficile à établir au lit du malade. Cela se conçoit : l'influence climatérique et le traitement employé sont peut-être ce qui influe le plus sur la prédominance des troubles pectoraux ou abdominaux. En effet, dans l'épizootie qu'il m'a été permis d'observer à Rambouillet, par une température douce, la forme thoracique a été la plus fréquente, tandis que, dans celle que j'ai suivie à Schlestadt, sur des sujets de la même provenance, ayant été soumis aux mêmes causes, par un froid très-intense, la forme abdominale a été plus commune.

Voici le résumé sommaire de ce fait. Les 14, 15 et 16 janvier, la maladie est à peu près restée stationnaire.

Le 17 et le 18 surtout, le mieux devient sensible ; les sétons commencent à donner un pus assez abondant, mais de mauvaise nature ; *l'appétit revient, le malade relève la tête et s'approche de la mangeoire.*

Le 20, on cesse les opiats toniques. Une petite jointée d'avoine est donnée dans le barbotage du matin, et l'on supprime le barbotage de la botte du soir.

Du 20 au 25, le mieux continue, un séton est enlevé, un tiers de la ration d'avoine est donné le matin, barbotage à midi et le soir, foin et paille en mélange donnés à volonté.

Le 27, un autre séton est supprimé ; le malade reçoit deux petites rations d'avoine, une le matin et l'autre le soir, un barbotage avec la botte de midi.

Le 30, le malade n'a plus qu'un séton, il est considéré comme guéri, il reçoit la ration réglementaire, seulement on le fait boire à l'eau légèrement tiède.

7me OBSERVATION. — *Fièvre typhoïde se rapprochant plus peut-être de la forme abdominale que les deux autres. — Cas mixte.*

Le 4 février 1855, le cheval numéro matricule 4,221 se trouve pris de la maladie typhoïde. C'est un petit cheval, d'un tempérament sanguin-nerveux très prononcé, chaud, irascible, de l'âge de sept ans, sous poil bai brun.

Les causes sont les mêmes que pour les deux autres cas. Le diagnostic et le pronostic sont également les mêmes.

Chez ce malade, la raideur générale est si forte, dans l'arrière-main surtout, qu'elle peut en imposer au premier abord ; en voici une preuve : au début de la maladie, je fis voir ce cheval à un de mes confrères qui crut un instant au tétanos. Ainsi il avait le dos très fortement voûté en contre-haut, le flanc très tendu, cordé, et les membres de derrière écartés, à ce point que notre confrère regarda entre les jambes pour voir s'il n'était pas nouvellement châtré, s'il n'avait pas un engorgement des cordons testiculaires.

Le 25 février, après vingt-un jours de traitement, ce malade était considéré comme guéri.

A l'exception des sétons des côtés de la poitrine, on a suivi, sur ce sujet, le même traitement, et on a donné les mêmes soins que pour les deux autres.

8me OBSERVATION. — *Fièvre typhoïde à caractères aigus, forme pectorale, terminaison par la morve.*

Ce fait a été recueilli dans les mêmes circonstances que les précédents, sur un sujet ayant été soumis aux mêmes influences pathologiques.

Le 9 janvier 1855, au pansage du soir, le cheval 4,254, arrivé au corps depuis trois jours, venant de la remonte de Paris, entre à l'infirmerie. C'est une excellente bête anglo-normande, très propre à monter un officier, de l'âge de huit ans, sous poil bai cerise, d'un tempérament sanguin-nerveux. Elle n'est point bouffie.

Etat. — Raideur de tout le corps, tremblements généraux, mais plus sensibles aux muscles du grasset et des épaules ; poil terne, piqué ; face grippée ; œil fixe, hagard, pupille dilatée ; flancs tendus, cordés, agités, tremblotants ; 25 à 30 mouvements respiratoires ; artère assez pleine, tendue, dure ; pouls petit, vite, serré, nerveux, 55 à 60 pulsations ; conjonctives rouges jaunâtres, légèrement injectées.

L'extrême pesanteur de la tête observée sur les sujets dont nous venons de faire l'historique maladif n'existe pas.

Diagnostic. — Affection typhoïde à type aigu.

Pronostic. — Grave.

Traitement. — Pour le moment, ce malade est mis dans une écurie chaude, enveloppé de deux couvertures de laine ; on lui donne un léger barbotage tiède, avec quelque peu de paille et de foin mélangés.

Le 10 au matin, notre bête est plus mal que la veille ; la raideur est plus sensible; la face est toujours grippée, avec l'œil fixe, hagard, inquiet ; le flanc est plus agité, tendu, raide, tremblotant ; on compte trente à trente-cinq mouvements respiratoires par minute; les reins aussi sont raides, insensibles à la pression ; le malade fait entendre de légères plaintes lorsqu'on veut le faire avancer ou reculer dans la stalle ; les conjonctives, rouges jaunâtres, sont plus injectées que la veille; l'artère est pleine, dure ; le pouls est petit, vite et serré, donnant 55 à 60 pulsations par minute.

Traitement. — Saignée de 2 kilogrammes ; application de deux sétons au poitrail, animés à l'essence : opiat composé d'émétique 15 grammes, laudanum de Rousseau 10 grammes, miel 125 grammes ; — barbotage clair, foin et paille en mélange, lavements, etc.

Le sang, reçu dans une éprouvette, se coagule en 12 ou 14 minutes ; il est de bonne nature, bien coagulé ; le caillot noir et le caillot blanc sont à peu près en proportions égales.

Le soir, vers trois heures, l'état général du malade est plus inquiétant, le facies plus grippé, l'œil plus hagard, la respiration plus agitée et toujours tremblotante, — on compte 40 mouvements respiratoires par minute ; l'artère est tendue, raide, et le pouls petit, vite et serré ; les conjonctives, légèrement infiltrées et jaunâtres, me semblent plus injectées.

Par l'auscultation, on perçoit toujours un râle crépitant sec, confus, et le râle trachéo-bronchique est plus sensible.

Traitement. — Nouvelle saignée de deux kilogrammes

et demi ; application de deux autres sétons, dont un de chaque côté de la poitrine ; administration d'un nouvel opiat, ayant la même composition que celui du matin.

Deux heures après avoir fait prendre le médicament, on donne un léger barbotage clair, avec quelque peu de foin et de paille mélangés.

Le 11, notre malade va mieux ; son facies est meilleur ; la raideur générale et l'agitation du flanc ont sensiblement diminué. Les mouvements respiratoires sont descendus à 25 ou 30. Les oreilles et les extrémités sont chaudes, ainsi que la peau, qui est légèrement moite. Les sétons ont produit un engorgement très sensible. Le malade a fienté et uriné ; ses crottins sont petits, secs et coiffés ; son urine est chargée, odorante, très colorée, d'un rouge jaunâtre.

Le 12, le mieux continue. Je ne compte plus que vingt mouvements respiratoires ; le flanc est sensiblement détendu ; il y a moins de fixité dans le regard ; l'artère est plus souple, le pouls est plus plein, moins serré, moins vite, donnant seulement 50 à 55 pulsations.

Traitement. — La même médication est suivie.

Les 13, 14 et 15, le mieux se soutient. Le 13, je ne donne en opiat que 10 grammes d'émétique et 10 grammes de laudanum dans 125 grammes de miel ; — le 14, je ne donne plus que 5 grammes d'émétique et 5 grammes de laudanum ; — le 15, les opiats sont supprimés. A partir de ce jour seulement, les sétons commencent à suppurer, mais ils donnent un pus clair, sanguinolent, caillebotté, de mauvaise nature. On continue le régime blanc en rendant graduellement le barbotage plus farineux, plus nutritif. La quantité de foin et de paille donnée en mélange est aussi augmentée.

Le 16, je fais mettre une jointée d'avoine dans le barbotage du matin et augmenter la ration de foin et de paille donnée en mélange.

Du 19 au 23, on augmente la proportion d'avoine donnée dans le barbotage du matin. — Les sétons commencent à donner un pus abondant et louable. — Le malade est promené une demi-heure environ chaque jour au soleil.

Le 23, on donne les deux tiers environ de la ration d'avoine, en deux fois, matin et soir, et un barbotage avec la botte de foin donnée à midi.

Du 24 au 30, tous les sétons sont successivement supprimés. A partir de ce jour, je considère cette bête comme guérie.

Chose singulière et qui m'a frappé, sans que cependant j'en pressentisse l'importance tout d'abord! c'est que cette bête restait maigre et raide avec un assez mauvais poil, malgré le régime fortifiant et les soins assidus dont elle était l'objet.

Ce ne fut que le 17 février, à la visite du matin, que je trouvai sous la ganache, du côté gauche, une petite glande aplatie, dure, sensible, adhérente à l'os maxillaire. Puis, bientôt après, apparurent le jetage et les ulcères sur la pituitaire.

Le 23 février, enfin, je fis demander l'abattage de cette bête.

L'autopsie n'a pas été faite.

Si nous n'avions hâte d'en finir, nous aurions bien quelques réflexions à faire sur la marche de cette maladie. La saignée et l'émétique n'auraient-ils pas contribué à cette terminaison fâcheuse ?..

9me Observation. — *Morve gangréneuse compliquée d'accidents typhiques. — Mort.*

Le 11 janvier 1855, la jument 4124 se trouve atteinte d'une affection que je pris d'abord pour une maladie typhoïde ordinaire, et qui, bientôt après, m'a présenté tous les symptômes de la morve aiguë gangréneuse.

C'est une jeune bête de cinq ans, de race anglaise, d'une belle conformation, propre au service de la selle, sous poil noir franc, d'un tempérament sanguin-nerveux, arrivée au dépôt du 10me de Dragons depuis cinq jours, venant de la remonte de Paris, par les voies ferrées.

Commémoratifs. — Le 10 février au soir, en la faisant trotter, en l'observant avec un officier supérieur qui voulait la prendre à titre onéreux, je m'étais déjà aperçu qu'elle était indisposée. Elle avait le poil terne et piqué ; elle était gênée dans ses mouvements, mais surtout des reins et des épaules ; on la croyait froide de ces parties. Si ce n'eût été sa jeunesse et la netteté de ses membres, on l'aurait prise pour une bête usée ; mais elle se trouvait tout simplement sous le coup d'une maladie grave.

Le 11 au matin, l'officier qui l'avait choisie la veille pour sa monture voulut la revoir avant de repartir pour Lunéville, où se trouvaient les escadrons de guerre dont il faisait partie. Il la fit sortir de l'écurie, et ce fut alors surtout que je vis qu'elle était malade, et qu'elle boitait du membre postérieur droit.

Il n'était pas douteux que cette claudication devait tenir à son état maladif.

Etat de cette bête à son entrée à l'infirmerie, le 11 au soir. — Déjà cette affection présente tous les signes des maladies graves : inappétence presque complète, faciès morne, œil éteint, abattement général, tête lourde, conjonctives rougeâtres, infiltrées, artère légèrement tendue, pouls faible et lent, très grande raideur de tout le corps (mais des membres et des reins surtout), claudication du membre postérieur droit, légère oppression dans l'acte de la respiration, sans que cependant il y ait accélération sensible des mouvements respiratoires.

Diagnostic. — Fièvre typhoïde sous forme grave.

Pronostic. — Grave.

Je dois dire que je ne pensais pas tout d'abord à la morve aiguë. Ce ne fut que deux jours après que je fus fixé sur ce point.

Traitement. — Application d'un long séton au poitrail, et administration d'un opiat tonique, composé de :

Extrait de gentiane. . . . . . 30 grammes.
Vin de quinquina . . . . 20 —
Miel . . . . 125 —
Poudre de réglisse, q. s. pour donner une certaine consistance à l'opiat.

Ecurie chaude, abondante litière, petits barbotages farineux, foin et paille mélangés, lavements, etc.

Le 12, l'état général est le même ou à peu près. Cependant l'abattement semble plus grand, et de petits accès de fièvre se manifestent par des tremblements généraux et des horripilations, par des alternatives de chaud et de froid, etc.

Le soir, au pansage, en explorant le membre postérieur droit, siége de la boiterie existant depuis la veille, je découvre un bouton pustuleux à la face interne de la cuisse. L'apparition de ce bouton m'inquiéta beaucoup.

L'inappétence est complète ; la malade prend quelques gorgées de barbotage, mais elle mange à peine, par boutade, des parcelles de foin et de paille qu'elle garde parfois longtemps dans la bouche... elle fume la pipe.

Les 13, 14 et 15, l'état général s'aggrave insensiblement. Il y a de fréquents mouvements fébriles, et de nombreux boutons pustuleux se développent autour de la tête et de l'encolure, sur la pituitaire, etc. Il y a alors agitation générale, augmentation de chaleur, tremblements généraux, horripilation, accélération de la respiration, puis, à cette agitation, à ces petits accès de fièvre, succède bientôt un coma profond. La malade reste alors plantée sur ses quatre membres comme sur quatre piquets, la tête basse, appuyée au fond de la mangeoire, comme endormie, insensible à tout ce qui se passe autour d'elle. Ce n'est qu'avec peine qu'on peut la faire remuer dans sa place.

Le 15 au matin, j'observe un léger jetage séreux-sanguinolent par les deux naseaux.

Il était facile de voir dans tout cela, dans ce cortége de symptômes, la morve aiguë gangréneuse, et pourtant je ne demandai pas l'abattage ; je tenais à suivre cette maladie pour mon instruction.

Traitement.— La même médication est continuée; seulement on ajoute 8 grammes de camphre à l'opiat tonique du matin ; et l'on fait prendre, en deux fois dans la journée, à midi et le soir, deux bouteilles d'infusion aromatique, additionnée de 60 grammes d'acétate d'ammoniaque.

Le 16 et le 17, les alternatives d'accès fiévreux continuent, l'état fluxionnaire augmente vers la tête ; il se développe encore un grand nombre de boutons pustuleux sur différentes parties du corps, mais principalement autour de la tête, sur l'encolure et à la face interne des cuisses.

Quelques-uns de ces boutons, soit qu'il s'abcèdent seuls ou qu'ils soient ouverts avec le bistouri ou avec une pointe de feu, donnent un pus de mauvaise nature, séreux, sanguinolent ou blanc terne.

La pituitaire est surtout très fortement injectée ; elle est épaissie, de couleur rouge, violacée, et recouverte de boutons rougeâtres dont quelques uns sont abcédés et fortement ulcérés. Les conjonctives aussi sont très injectées, infiltrées, violacées. L'œil est éteint ; il semble s'enfoncer de plus en plus dans l'orbite. Il y a surtout une gêne très grande dans la respiration, par suite de l'état fluxionnaire de la muqueuse qui tapisse les cavités nasales et les sinus. L'artère est molle, le pouls faible et très agité. Les mouvements du cœur sont forts et tumultueux. Les tissus perdent de plus en plus de leur tonicité ; les membres s'engorgent, ainsi que le bout du nez et les lèvres. La malade se déplace très difficilement. Les articulations sont sensibles, mais la jambe droite de derrière, siége de claudication au début de la maladie, l'est plus particulièrement. En marchant, la malade relève les jambes de derrière par un mouvement brusque, saccadé, comme chez les chevaux qui harpent.

Traitement. — On continue les mêmes soins ; les naseaux sont fréquemment épongés avec l'eau chlorurée. Je ne doute pas, du reste, que tout traitement soit inutile.

La malade prend bien les opiats qu'on lui donne ; elle boit encore, mais elle ne mange pas du tout.

Le 18, l'oppression est plus grande. Il y a surtout râle grave par suite de la gêne qu'éprouve l'air en passant dans les cavités nasales et le larynx ; les lèvres, les ailes du nez et les extrémités s'engorgent de plus en plus ; on a beaucoup de peine à faire déplacer la malade. Enfin la mort est prochaine.

On cesse tout traitement. On continue seulement les soins de propreté (1).

Le 19, le malaise augmente de plus en plus ; il y a aggravation de tous les symptômes. La malade a peine à se soutenir ; elle se couche et se relève fréquemment, et, chose singulière ! elle le fait toujours du même côté, du côté droit. Le râle est de plus en plus fort et fait craindre la suffocation ; l'engorgement des ailes du nez et des lèvres, l'épaississement de la pituitaire, les boutons et les chancres qui recouvrent la cloison nasale, l'extrême engorgement des cornets, sont des obstacles puissants au libre passage de l'air dans les poumons.

Le soir, enfin, l'anxiété est à son comble ; la malade se couche et se relève plus fréquemment encore, puis elle ne peut plus se relever et meurt dans la nuit, vers onze heures.

---

(1) Voyant la gêne qu'éprouvait cet animal, l'idée nous vint un instant de faire la trachéotomie, mais nous ne nous y arrêtâmes pas. Nous n'eussions, du reste, remédié qu'à un accident du mal. Cet accident est grave pourtant et vient puissamment en aide à la maladie par suite de l'obstacle qu'il apporte dans l'acte si important de la respiration. Si on voulait essayer cette opération, il ne faudrait pas attendre trop longtemps. Il conviendrait de la faire dès les premiers jours de la maladie.

Autopsie faite douze heures après la mort. — Le temps est froid, le thermomètre marque 12 degrés centigrades au-dessous de zéro.

Le cadavre n'est pas complètement refroidi. En le remuant, on fait couler par les naseaux du sang noir, diffluent.

On remarque à l'extérieur du corps, mais à la tête et à la face interne des membres surtout, plusieurs boutons pustuleux remplis d'un pus clair, sanieux.

La peau enlevée laisse voir les muscles sous-cutanés rougeâtres et ramollis, imprégnés d'un sang noir. Le tissu cellulaire sous-cutané est infiltré et rouge. On rencontre aussi çà et là quelques boutons pustuleux.

Les ganglions des ars et des aines sont tuméfiés, engorgés, infiltrés et ramollis.

Les synoviales articulaires sont colorées en rouge par infiltration ; la synovie qu'elles contiennent et celle des gaînes tendineuses est glaireuse, sanguinolente, presque purulente.

La tête est surtout le siége de lésions profondes. La pituitaire qui tapisse la cloison nasale est fortement épaissie, noire, violacée, et recouverte d'ulcères chagrinés, à fond grisâtre, blafard ; la muqueuse qui tapisse les sinus et les cornets est aussi très épaissie et injectée d'un sang noir foncé ; les sinus du côté droit surtout contiennent une certaine quantité de pus sanieux et glaireux.

Abdomen. — Le tablier du ventre enlevé, on remarque, sur différents points de la masse intestinale, de légères marbrures noirâtres, mais de peu d'importance.

L'estomac, l'intestin grêle et l'intestin colon n'offrent

rien de bien sensible à noter, si ce n'est dans quelques endroits où la muqueuse intestinale est légèrement noirâtre, plombée. Dans le cœcum, ces dernières lésions sont très sensibles, surtout à sa pointe. De plus, il y a un léger épanchement séreux dans le sac péritonéal.

Le foie est décoloré, pâle, ramolli; en incisant sa substance, on voit qu'elle est d'un jaune clair.

La rate est gorgée d'un sang noir; elle est ramollie et un peu plus volumineuse qu'à l'état normal.

Les reins sont également ramollis et rougeâtres; en les incisant, on trouve, dans les bassinets et dans leur substance même, des matières purulentes, glaireuses, rougeâtres, espèce de pus mal lié.

La vessie et la matrice n'offrent rien d'anormal, si ce n'est une légère infiltration et un peu de ramollissement, commun du reste à tout l'organisme.

Le cerveau et la moelle épinière sont légèrement ramollis; il y a aussi un léger épanchement séreux, rougeâtre dans les méninges.

Poitrine. — Les deux poumons, mais surtout le droit, côté sur lequel l'animal est mort, sont gorgés d'un sang très noir, diffluent; les plèvres sont légèrement colorées en rouge par infiltration.

Bronches. — La muqueuse qui tapisse ces organes et la trachée est noire, foncée, plombée, verdâtre; elle est presque gangrénée.

A l'ouverture de la poitrine, et quand on incise le poumon, il s'en dégage un gaz qui répand une odeur très sensible de gangrène. Les enveloppes du cœur présentent plusieurs taches ecchymotiques de différentes grandeurs; la substance de cet important muscle est comme meurtrie, ramollie, rougeâtre, blafarde ; le sang contenu dans le ventricule gauche est d'un noir foncé, fluide, comme huileux ; celui contenu dans le ventricule droit est plus noir, spumeux, caillebotté, ressemblant à du raisiné ayant déjà subi un commencement de fermentation.

10me OBSERVATION. — *Fièvre typhoïde sous forme abdominale ; marche rapide. — Mort.*

Le 13 septembre 1854, un cheval appartenant à un capitaine de gendarmerie de Poitiers, de l'âge de 11 ans environ, de bonne race allemande, d'un tempérament sanguin-nerveux, se trouve affecté d'une maladie que nous croyons pouvoir ranger dans la classe des affections typhoïdes.

Cette bête est depuis sept ans entre les mains de cet officier, sans jamais avoir été malade, et cependant la mort a été presque instantanée, la maladie n'a duré que 48 heures.

Voici les circonstances qui ont précédé cette maladie. Le 13 septembre au matin, ce cheval ayant une course assez longue à faire est pansé comme d'habitude. On s'aperçoit seulement qu'il mange son avoine un peu plus lentement qu'à l'ordinaire, et que depuis quelques jours il fait entendre des quintes de toux, mais à de longs intervalles. Malgré cela, on lui fait faire une course de dix lieues environ, dont cinq pour aller et autant pour revenir.

Pendant le premier trajet, le cavalier s'aperçoit que son cheval fiente souvent, qu'il est lent dans ses mouvements et sue plus qu'à l'ordinaire, mais il attribue cela à l'état de l'atmosphère, lourde et humide.

Arrivé à destination, l'animal refuse toute nourriture. On lui présente à boire, il prend quelques gorgées de liquide, puis se retire au bout de sa longe et reste indifférent à tout ce qui l'entoure.

Le cavalier chargé de le ramener à Poitiers eut beaucoup de peine ; il nous dit qu'il avait été obligé de le faire reposer plusieurs fois. Enfin, arrivé le soir, très tard à l'écurie, le cheval est bouchonné et couvert ; on lui donne un demi-seau d'eau légèrement tiède, blanchie avec du son. Ce ne fut que le lendemain, 14 septembre, vers huit heures du matin, qu'on me fit appeler.

Symptômes. — L'état général de ce cheval est des plus alarmants ; il présente tous les signes des affections graves : face grippée et anxieuse, œil morne, éteint, inquiet ; tête lourde, pesante, tombant très bas, ou bien l'animal, dans sa stalle, la tient appuyée au fond de la mangeoire et contre le mur de face. Il piétine presque sans cesse, il regarde son flanc, se couche et se relève bientôt, il ne peut enfin rester en place. Les conjonctives sont noires, violacées, infiltrées, battues (1) ; l'ar-

---

(1) Cet hiver, chargé momentanément de remplacer un de nos confrères les plus distingués des environs de Paris, M. Moser, vétérinaire à Versailles, j'eus occasion de voir, sur un des chevaux de l'Administration du chemin de fer américain, faisant le trajet de Paris à Versailles, un cheval dans un état à peu près semblable à celui-ci et qui a guéri. — Le vin, les infusions aromatiques additionnées d'acétate d'ammoniaque et un régime corroborant, sagement distribué, ont fait les frais du traitement. — On se levait la nuit pour donner à boire et à manger au malade.

tère est molle, le pouls, presque imperceptible, est petit, faible, vite, formicant, donnant environ 80 pulsations ; la bouche est sèche, pâteuse, presque froide ; la muqueuse buccale est aussi d'une couleur rouge foncé, violacée. La chaleur générale a baissé sensiblement : les oreilles, les lèvres et les extrémités sont froides. Le flanc, légèrement agité, est tendu, cordé. On compte de 30 à 35 mouvements respiratoires par minute.

Les deux poumons sont perméables à l'air.

Comme moyen d'investigation, je fais une saignée exploratrice. Le sang reçu dans l'éprouvette ne se coagule pas facilement, la séparation des deux caillots se fait imparfaitement. Quelques heures après la saignée, il est comme s'il avait été exposé longtemps à une température élevée ; il est terne, boueux, presque purulent ; le caillot noir forme une espèce de dépôt très foncé, mal lié, cailleboté, sirupeux.

Diagnostic. — Fièvre typhoïde grave sous forme abdominale.

Pronostic. — Grave; mort certaine.

Causes. — Nous ne savons trop à quels agents pathogéniques attribuer l'état maladif dont il s'agit. Cependant, cette observation et celles qui précèdent, bien que recueillies dans des circonstances différentes, nous font penser, avec quelque probabilité, que les tracas, les marches forcées faites par les animaux qui se trouvent sous l'influence maladive, peuvent, dans certains cas, sous certaines influences encore inconnues, faire prendre à des maladies bénignes même, les formes les plus pernicieuses. Cette observation, qui nous a frappé il y a longtemps déjà, a aussi été faite par l'honorable M. Riquet. Ce n'a pas été sans une certaine satisfaction que nous lui avons entendu émettre cette opinion, au sujet de la discussion à laquelle a donné lieu la maladie observée à Paris, l'année dernière, et au sujet de laquelle des opinions si contraires ont été émises par les hommes les plus autorisés en vétérinaire.

Traitement. — Dans le but de relever la chaleur et les forces sensiblement abaissées du malade, on lui fait prendre un litre de vin blanc chaud. Mais ce n'est qu'avec beaucoup de peine, car la tête est si lourde, si pesante, elle tombe si bas, qu'on ne peut la relever. Puis on lui fait de vigoureuses frictions sèches sur tout le corps, pendant une heure au moins, ainsi que des frictions avec le vinaigre chaud aux quatres membres ; on l'enveloppe ensuite de trois couvertures de laine, dont deux sur le dos, la troisième servant à envelopper le dessous de la poitrine et le ventre. Puis la bête est laissée tranquille pour être observée.

Vers midi, je reviens voir mon malade, qui est toujours dans le même état ou à peu près ; cependant il est peut-être moins abattu et un peu moins froid.

C'est avec beaucoup de peine que je lui fais prendre le tiers environ d'un opiat composé :

D'extrait de gentiane.	60	grammes.
De vin de quinquina	30	—
De miel.	125	—

Il n'a pas la force de le déglutir.

Tout traitement est surtout alors considéré comme inutile. Pourtant, sur les instances du propriétaire, je mets quatre sétons, deux au poitrail et un de chaque côté de la poitrine. Cette bête, naturellement très sensible, n'en témoigne aucune douleur.

On lui présente dans la soirée, de trois heures en trois heures, de petits barbotages tièdes, farineux ; on lui fait une abondante litière et on l'abandonne ainsi.

Le 15 au matin, l'état général du malade est le même ou à peu près. Il tient toujours la tête très basse et piétine sans cesse ; la respiration est un peu plus agitée qu'hier ; le pouls est imperceptible ; les conjonctives sont cependant éclaircies et redevenues presque claires, rosées (ceci, du reste, se remarque assez souvent à l'approche de la mort, dans certaines maladies graves). La froideur générale est toujours très grande ; la mort ne peut tarder.

En vain j'essaie encore de faire prendre le reste de l'opiat.

Les sétons passés la veille n'ont produit aucun effet.

La faiblesse est plus grande, le malade cherche davantage un appui contre le mur et les planches de sa stalle; il meurt enfin le soir, vers six heures.

Autopsie faite quinze heures après la mort. — Bien que la marche de cette maladie soit très rapide et que les antécédents du sujet soient des meilleurs, on trouve à l'autopsie, dans les organes parenchymateux, sécréteurs et excréteurs, des lésions graves, profondes.

La peau enlevée laisse voir le tissu cellulaire souscutané, ainsi que les muscles, rougeâtres, infiltrés, injectés de sang.

Les viscères abdominaux mis à découvert, on voit çà et là, sur la masse intestinale, quelques taches rougeâtres. La surface extérieure des intestins, cœcum et colon surtout, est colorée et rougeâtre. Les vaisseaux mésentériques, gorgés d'un sang noir, forment de nombreuses arborisations. Le sang contenu dans les petits vaisseaux nous parait un peu moins noir.

On trouve aussi, épanché dans l'abdomen, un litre environ de sérosité rougeâtre.

L'appareil digestif renferme peu d'aliments.

La muqueuse du sac gauche de l'estomac est épaissie, congestionnée, et laisse voir à sa surface plusieurs petits points jaunâtres; on dirait qu'elle a été corrodée par un acide. Deux de ces points ont la largeur d'un centime; les autres sont plus petits.

En voyant ces petites taches, ces petits points ressemblant à des ulcères, le propriétaire du cheval, qui assistait à l'autopsie, crut d'abord, en se reportant à la marche rapide de cette maladie, que son cheval avait été empoisonné.

Toute la portion pylorique de l'intestin présente des lésions remarquables. La muqueuse qui la recouvre est épaissie, grisâtre et criblée de petits points ayant la plus grande ressemblance avec des ulcères, variant en étendue d'un millimètre à trois ou quatre. Un peu plus loin, audelà de la région pylorique, en suivant l'intestin grêle, ces fines ulcérations sont groupées par plaques arrondies ou ovales, en nombre variable. Elles deviennent plus nombreuses vers la portion cœcale de cet intestin, aux endroits où se trouvent les glandes de Peyer et de Bruner. — Ces glandes n'ont point été explorées minutieusement.

La muqueuse du cœcum nous présente des lésions à

peu près semblables à celles que nous venons de décrire; elle est non-seulement épaissie, grisâtre, plombée, mais encore violacée, noirâtre dans quelques points, criblée de ces nombreux petits points comme ulcérés, ayant absolument la même forme et les mêmes dimensions que celles que nous venons de signaler (1). (Seraient-ce les cryptes muqueux qui, altérés, se détacheraient du corps de la muqueuse, sous forme de bourbillons? Cela se peut et s'expliquerait assez bien par la nature même de la maladie).

La muqueuse de l'intestin colon présente des altérations analogues, mais un peu moins profondes; on y trouve aussi çà et là des taches ecchymotiques.

Tout le mésentère est tacheté de petits points d'un rouge vif, ressemblant à des piqûres de puces ou de punaises; il présente aussi des taches ecchymotiques.

Les gros vaisseaux mésentériques sont gorgés d'un sang noir, quelques-uns sont variqueux et forment de nombreuses arborisations.

Les petits vaisseaux, je le repète, nous semblent plus rouges, le sang qui les injecte nous paraît plus vif que celui contenu dans les plus gros vaisseaux. — Est-ce un effet d'optique?

Les ganglions mésentériques ne nous ont point frappé. Aussi, ne les avons nous point explorés avec soin.

---

(1) Cette coincidence des lésions observées sur la muqueuse pylorique et sur la cœcale, rapportées aux symptômes observés pendant la marche de cette maladie, pourra peut-être servir aux physiologistes à expliquer d'une manière plus certaine les fonctions dévolues à ces portions de l'appareil digestif.

La rate est flasque, ramollie, légèrement décolorée, vide de sang.

A l'exception du lobe gauche du foie, qui est noir et violacé, toute la substance de ce viscère est décolorée et ramollie ; sa substance, incisée, est d'un jaune pâle.

Les reins sont rougeâtres, blafards, pâles, sensiblement ramollis, comme meurtris ; leurs bassinets contiennent en quantité notable des matières glaireuses, purulentes et légèrement sanguinolentes. Le rein gauche est plus profondément altéré que le rein droit.

Poitrine. — Les plèvres sont colorées en rouge par imbibition, mais non par une injection franche des capillaires sanguins sous-séreux. Il y a aussi un léger épanchement séreux, rougeâtre, dans les deux sacs pleuraux.

Les deux poumons sont en partie gorgés de sang.

Les enveloppes du cœur présentent plusieurs vergetures ou sugillations, et de nombreuses petites taches d'un rouge assez vif, ressemblant à des piqûres de puces ou de punaises, absolument semblables à celles observées sur la séreuse du mésentère. La substance du cœur est comme meurtrie, rougeâtre ou d'un rouge pâle. Le sang contenu dans le ventricule gauche est noir, non coagulé, caillebotté; celui du ventricule droit, également noir, est diffluent, non coagulé.

Le cerveau et ses enveloppes, ainsi que la moelle épinière n'ont point été explorés.

Les articulations ne l'ont point été non plus.

De tout ce qui précède il résulte, ce me semble, que, dans le cours des épizooties dont je viens de résumer l'histoire, on a observé des affections catarrhales sous différentes formes, avec des accidents variés, des fièvres typhoïdes plus ou moins accusées, et enfin quelques cas de morve aiguë gangréneuse, et des états anémiques particuliers.

En racontant ces derniers faits, j'ai eu en vue surtout de faire ressortir combien il est dangereux d'exiger un certain travail, ou seulement de tracasser les animaux lorsqu'ils sont sous l'influence maladive.

Et le dernier fait raconté, bien qu'ayant été recueilli dans des conditions autres que celle des faits dont l'histoire a précédé, vient encore à l'appui de cette manière de voir. Aussi lui avons-nous trouvé assez de ressemblance, dans ses manifestations pathologiques et dans les lésions trouvées à l'autopsie, pour le rapporter ici et le faire entrer dans le cadre nosologique des affections typhoïdes. D'autres l'interpréteront peut-être autrement et le rangeront dans les affections charbonneuses. Peu nous importe. Ce que nous avons voulu surtout, ç'a été de faire ressortir l'importance des études étiologiques dans le développement des maladies.

Assurément, si cette partie de la pathologie était mieux appréciée par quelques personnes, des discussions interminables, et qui n'aboutissent bien souvent à rien, n'auraient pas lieu.

Pourquoi, sous une apparence de fausse modestie, nous faire moins éclairés que nous ne le sommes, et arrêter ainsi l'esprit d'investigation dans ce qu'il a de plus utile en médecine? Dans quel but? C'est ce que nous ne pouvons comprendre. Dans la bouche de certaines personnes, l'exposé de ces croyances est à notre sens très regrettable. Malgré ces déclamations, que les hommes sensés ne prennent point au sérieux, Dieu merci, cette étude fixe de plus en plus l'attention les meilleurs esprits, et aujourd'hui, disons-le avec orgueil, des maladies graves, les épizooties, grâce à cet esprit d'investigation, deviennent de plus en plus rares.

FIN.

ERRATA.

Page 1, ligne 4, lisez : surtout en ce *qu'elle* nous permet.

Page 1, ligne 7, lisez : nous *les* prions, au lieu de : nous *la* prions.

Page 8, ligne 29, supprimez *le* devant *The-Veterinarian.*

Page 10, ligne 8 des notes, lisez : n'existe-t-il pas non plus seulement, que, quelques grandes familles de maladies chez nos animaux ?

Page 24, ligne 10, lisez : le tissu *vésiculaire*, au lieu de : le tissu *musculaire.*

Page 93, ligne 21, lisez : *moulés*, au lieu de *mouillés.*

www.ingramcontent.com/pod-product-compliance
Ingram Content Group UK Ltd.
Pitfield, Milton Keynes, MK11 3LW, UK
UKHW020917180726
13838UKWH00002B/602

9 782329 422237